U0197240

局麻经椎间孔入路全内镜下腰椎手术技术

Transforaminal Full-Endoscopic Lumbar Surgery Under the Local Anesthesia: State of the Art

原　著　Koichi Sairyo

主　译　谢炜星

主　审　晋大祥

副主译　钟　诚　李东方　万　超

译　者（按姓名汉语拼音排序）

陈浩谚　华南理工大学

陈　振　东莞市东南部中心医院

郭浩华　广州中医药大学

李东方　河南省洛阳正骨医院（河南省骨科医院）

万　超　郑州市中医院

王东平　广州中医药大学

谢炜星　广州中医药大学第一附属医院

庄文德　广州中医药大学

钟　诚　暨南大学附属江门中医院

北京大学医学出版社

JUMA JINGZHUIJIANKONG RULU QUANNEIJINGXIA YAOZHUI SHOUSHU JISHU

图书在版编目（CIP）数据

　　局麻经椎间孔入路全内镜下腰椎手术技术 /（日）西良浩一原著；谢炜星主译 . — 北京：北京大学医学出版社，2023.4
　　书名原文：Transforaminal Full-Endoscopic Lumbar Surgery Under the Local Anesthesia: State of the Art
　　ISBN 978-7-5659-2684-6

　　Ⅰ . ①局⋯　Ⅱ . ①西⋯ ②谢⋯　Ⅲ . ①内窥镜 - 应用 - 腰椎 - 脊椎病 - 外科手术　Ⅳ . ① R681.5

　　中国国家版本馆 CIP 数据核字 (2023) 第 034782 号

北京市版权局著作权合同登记号：图字：01-2023-0435

局麻经椎间孔入路全内镜下腰椎手术技术

主　　译：谢炜星
出版发行：北京大学医学出版社
地　　址：（100191）北京市海淀区学院路 38 号　北京大学医学部院内
电　　话：发行部 010-82802230；图书邮购 010-82802495
网　　址：http：//www.pumpress.com.cn
E — mail：booksale@bjmu.edu.cn
印　　刷：北京强华印刷厂
经　　销：新华书店
责任编辑：刘　燕　　责任校对：靳新强　　责任印制：李　啸
开　　本：710 mm × 1000 mm　1/16　　印张：8　字数：115 千字
版　　次：2023 年 4 月第 1 版　2023 年 4 月第 1 次印刷
书　　号：ISBN 978-7-5659-2684-6
定　　价：98.00 元
版权所有，违者必究
（凡属质量问题请与本社发行部联系退换）

我把这本书献给我的孩子 Eriko、Yuya 和 Rena。
他们的鼓励始终推动着我对创新手术技术充满热情。
献给我的妻子 Michiko，感谢她对我的挑战无尽理解。

Koichi Sairyo

译者前言

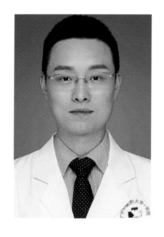

近20年来，全脊柱内镜技术被广泛应用于腰椎疾病的治疗。该技术不但取得了与传统开放手术相当的治疗效果，而且具有创伤小、出血少、并发症发生率低以及可以早期下地进行功能锻炼等显著优势。全脊柱内镜技术也是一项正在焕发出青春的技术。随着手术技术和器械的不断改进和发展，以及先进手术设备如高速磨钻、超声骨刀、射频和手术导航的临床应用，经椎间孔入路全内镜技术发生了革命性的改变。从早期的后外侧经皮腰椎间盘盲切，发展到当今全内镜直视下的直接切除；从过去经 Kambin 安全三角区进入椎间盘内行间接的椎间盘减压，发展到当今能经椎间孔入路行椎间盘游离碎块的直接摘除和粘连神经根的松解；从过去只能做椎间盘的切除，发展到当今能完成经皮的腰椎间融合。该手术已成为当今最具发展潜力和最微创的脊柱技术。

《局麻经椎间孔入路全内镜下腰椎手术技术》由日本德岛大学骨科中心 Koichi Sairyo（西良浩一）教授编写。该著作几乎涵盖了经椎间孔入路全内镜下腰椎手术技术的所有领域，包括它的历史、解剖、椎间盘切除术、减压术、椎间盘内治疗、全内镜下经 Kambin 三角腰椎椎间融合术等，是一部不可多得的上乘佳作。他山之石，可以攻玉。一部好的专业书籍能成为使人进步的阶梯。衷心希望本译著能对中国脊柱外科医生的专业进取有所裨益，帮助更多的中青年医师快速成长。本书亦可作为住院医师培训及专科医师培训基地的参考教材，更好地助力我国当前正在起步的脊柱外科专科医师规范化培训事业，造福更多的患者。本人多年来开展全脊柱内镜手术，积累了一定经验，也期望与各地的同道、朋友就该技术进行交流。

为了更准确地传递原著丰富的知识和信息，所有参与翻译的专家都做出了积极的努力，字斟句酌，精心雕琢，力求"信、达、雅"。尽管如此，我们仍深感惴惴不安，恐有错谬，诚望读者朋友不吝赐教！

谢炜星
广州中医药大学第一附属医院脊柱科

原著前言

编写本书的目的是全面阐述局麻经椎间孔入路全内镜下腰椎手术（transforaminal full-endoscopic lumbar spine surgery, TF-FESS）。这项技术始于 20 多年以前，由我的导师 Dezawa 教授于 2003 年引入日本。在过去的 20 年里，内镜技术和设备得到了迅速的发展。然而，即使是现在，我们仍然没有关于此项技术合适的日语和英语教材。

我是日本德岛大学骨科中心的教授和主席。在日本，我是唯一一直从事 TF-FESS 技术的教授。到目前为止，我已经向所在部门的许多同事传授了我的技术。因此，在德岛大学及其附属医院，许多外科医师能够完成全内镜下脊柱手术。我希望德岛能成为 TF-FESS 技术在日本的圣地麦加。本书几乎涵盖了 TF-FESS 技术的所有领域，包括它的历史、解剖、椎间盘切除术、减压术、椎间盘内治疗及全内镜下经 Kambin 三角腰椎椎间融合术等。作者均是我在德岛大学的同事。我非常高兴德岛大学能够编写出这本优秀的著作。我现在决定，我应该继续挑战，用 TF-FESS 技术改变脊柱手术的金标准。

Koichi Sairyo

日本，德岛

目　录

第一部分　概　　述

第二部分　椎间盘切除术

第三部分　腰椎管狭窄症减压术

第四部分　纤维环热凝成形术（full-endo TA）

第五部分　其　　　他

第一部分
概　述

第 1 章　经椎间孔入路全内镜下腰椎手术的历史

Koichi Sairyo　Toru Maeda 著　谢炜星 译

摘要

　　在日本，Hijikata 最先采用经椎间孔入路行经皮椎间盘切除术。Hijikata 的方法是微创性的，但由于他没有使用内镜，故该方法并不能切除椎管内整个突出物。从 20 世纪 80 年代后期开始，Kambin、Schreiber 和 Leu 开始尝试在经皮椎间盘切除术中使用内镜或关节镜。目前使用的单通道内镜下椎间盘切除术是由 Anthony Yeung 发明的。该技术最初的适应证只是针对髓核突出。如今，由于手术器械和高速磨钻的改进，该技术的适应证扩展到椎管狭窄症。这些全内镜脊柱手术可在局麻下完成，手术切口只有 8 mm。这无疑是创伤最小的脊柱手术。

关键词

全脊柱内镜手术·Kambin 三角·局麻·经椎间孔入路

1.1　经椎间孔入路的历史

　　历史上，经椎间孔入路全内镜下腰椎手术是以 Hijikata 提出的经皮椎间盘切除术为基础 [1, 2]。该入路的优点是可在局麻下进行微创操作。Kambin 是该入路的另一位先驱 [3-5]。图 1.1 显示 Kambin 三角。三角的前

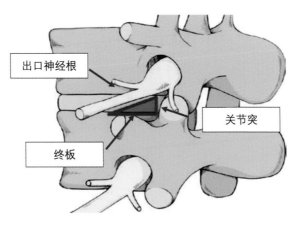

图 1.1　Kambin 三角

缘为出口神经根，内侧缘为上关节突，下缘为下位椎体的上终板。就经皮椎间盘切除术而言，工作管道可经 Kambin 三角安全插入椎间盘内。然而，如果没有内镜，就很难取出位于椎管内的椎间盘碎块。因此，人们开始尝试使用内镜进行经皮椎间盘切除术。

1.2　经椎间孔入路内镜技术的历史

从 20 世纪 80 年代后期开始，Kambin、Schreiber 和 Leu 开始尝试在经皮椎间盘切除术中使用内镜或关节镜[6, 7]。目前使用的单通道内镜下椎间盘切除术是由 Anthony Yeung 等发明的[8-10]。与 Hijikata 的传统技术相比，使用脊柱内镜提高了切除突出髓核（herniated nucleus pulposus, HNP）时的可靠性。最初，他们将该技术[11]命名为选择性内镜下椎间盘切除术（selective endoscopic discectomy, SED）。

近来，Dezawa[12, 13]进一步改良了这项技术。他在术中使用高速磨钻，使该技术可以摘除大多数突出髓核。在亚洲，他们称这项技术为经皮内镜下椎间盘切除术（percutaneous endoscopic discectomy, PED）。另外，在欧洲[14-16]，类似的技术被称为全内镜下椎间盘切除术（full-endoscopic discectomy, FED）。在世界的不同地区使用不同的术语，如 SED、PED 或 FED。2018 年，来自世界各地的区域代表就该技术的命名进行了讨论。

最后，他们达成共识，赞成将该技术命名为全内镜手术，而不用选择性或经皮内镜技术[17]。之后在亚洲，包括日本，决定使用全内镜而不是经皮技术来命名该技术。

1.3　手术适应证的发展历史

经椎间孔入路（transforaminal, TF）全内镜手术最早适用于腰椎间盘切除术，即全内镜下腰椎间盘切除术（full-endoscopic lumbar discectomy, FELD）。它只需要 8 mm 的皮肤切口，并且肌肉损伤最小。此外，它可以在局麻下进行。目前，TF-FELD 无疑是微创的脊柱手术。一开始，椎间隙周边的椎间盘碎块是较好的手术适应证。在发明了一种为 FED 系统特制的高速磨钻之后[13, 18, 19]，手术适应证被扩大了。通过使用高速磨钻，可以进行椎间孔切开术和部分椎弓根切除术，从而使椎间孔空间变大。椎间孔有了更大的工作空间，在 L5-S1 节段也可以将工作管道经椎间孔插入椎管内。图 1.2 展示了 L5-S1 节段 TF-FELD 手术前后的 MRI。此外，在椎间孔成形术后，可以安全地进行 outside-in 手术[20]。

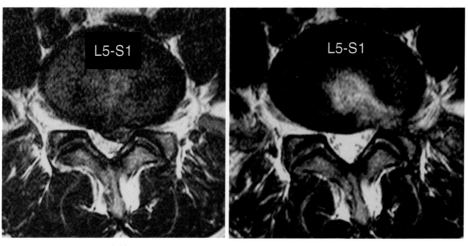

手术前　　　　　　　　　　　手术后

图 1.2　L5-S1 节段 TF-FELD 手术前后的 MRI 对比

　　下一步是应用于腰椎管狭窄症。腰椎管狭窄症患者大多是老年人。TF 技术可以在局麻下完成。因此，该技术尤其对于一般情况较差的老年患者应该会大有裨益。首先，使用 TF 全内镜系统对椎间孔狭窄进行减压[21, 22]。现在，该技术被称为经椎间孔入路内镜下腰椎椎间孔切开术（ transforaminal endoscopic lumbar foraminotomy, TELF ）或经椎间孔入路全内镜下腰椎椎间孔切开术（ transforaminal full-endoscopic lumbar foraminotomy, TF-FELF ）。图 1.3 展示了 TF-FELF 手术前后的 CT 对比。椎间孔狭窄的金标准手术是切除关节突关节的脊柱融合术。因此，局麻下的 TF-FELF 手术必定是迄今为止对老年患者有很大益处的一种技术。

　　其次，经椎间孔入路可行侧隐窝狭窄减压[23-26]。我们称该技术为经椎间孔入路全内镜下关节突关节腹侧切除术（ transforaminal full-endoscopic ventral facetectomy, TF-FEVF ），因为减压区域是关节突关节的腹侧。在共识中[17]，它被称为经椎间孔入路全内镜下侧隐窝减压术（ transforaminal full-endoscopic lateral recess decompression, TE-LRD ）。侧隐窝减压采用经椎板间入路会更容易。然而，经椎板间入路需要全麻。TF-FEVF 是可以在局麻下进行的。这将大大有利于那些全身状况不佳，如肺部或心脏状况不佳的老年患者。图 1.4 展示了 L4-L5 节段 TF-FEVF 手术前后的 CT 对比，很明显侧隐窝减压充分。

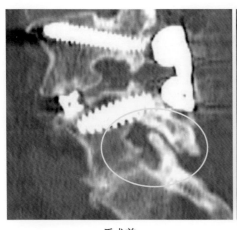 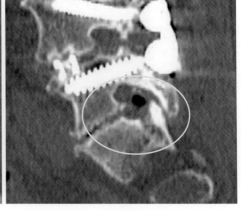

手术前　　　　　　　　　　　　　手术后

图 1.3　L5-S1 节段 TF-FELF 手术前后的 CT 对比

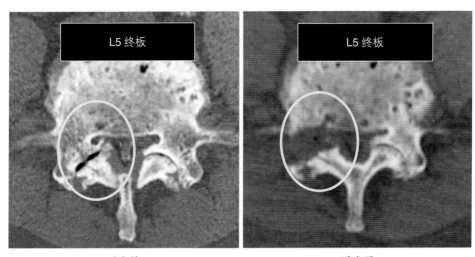

图 1.4　L4-L5 节段 TF-FEVF 手术前后的 CT 对比

参考文献

1. Hijikata S. A method of percutaneous nuclear extraction. J Toden Hosp. 1975; 5: 39.

2. Hijikata S. Percutaneous nucleotomy. A new concept technique and 12 years' experience. Clin Orthop Relat Res. 1989; 238: 9-23.

3. Kambin P, Sampson S. Posterolateral percutaneous suction-excision of herniated lumbar inter-vertebral discs. Report of interim results. Clin Orthop Relat Res. 1986; 207: 37-43.

4. Kambin P, Brager MD. Percutaneous posterolateral discectomy. Anatomy and mechanism. Clin Orthop Relat Res. 1987; 223: 145-54.

5. Kambin P, Schaffer JL. Percutaneous lumbar discectomy. Review of 100 patients and current practice. Clin Orthop Relat Res. 1989; 238: 24-34.

6. Kambin P. Arthroscopic microdiskectomy. Mt Sinai J Med. 1991; 58(2): 159-64.

7. Schreiber A, Leu H. Percutaneous nucleotomy: technique with discoscopy. Orthopedics. 1991; 14(4): 439-44.

8. Yeung AT. The evolution of percutaneous spinal endoscopy and discectomy: state of the art. Mt Sinai J Med. 2000; 67: 327-32.

9. Yeung AT, Tsou PM. Posterolateral endoscopic excision for lumbar disc herniation: surgical technique, outcome, and complications in 307 consecutive cases. Spine. 2002;

27: 722-31.

10. Yeung AT, Yeung CA. Minimally invasive techniques for the management of lumbar disc herniation. Orthop Clin North Am. 2007; 38(3): 363-72.

11. Tsou PM, Alan Yeung C, Yeung AT. Posterolateral transforaminal selective endoscopic discectomy and thermal annuloplasty for chronic lumbar discogenic pain: a minimal access visualized intradiscal surgical procedure. Spine J. 2004; 4(5): 564-73.

12. Dezawa A, Sairyo K. New minimally invasive discectomy technique through the interlaminar space using a percutaneous endoscope. Asian J Endosc Surg. 2011; 4(2): 94-8.

13. Dezawa A, Mikami H, Sairyo K. Percutaneous endoscopic translaminar approach for herniated nucleus pulposus in the hidden zone of the lumbar spine. Asian J Endosc Surg. 2012; 5(4): 200-3.

14. Ruetten S, Komp M, Merk H, Godolias G. Use of newly developed instruments and endoscopes: full-endoscopic resection of lumbar disc herniations via the interlaminar and lateral transforaminal approach. J Neurosurg Spine. 2007; 6(6): 521-30.

15. Ruetten S, Komp M, Merk H, Godolias G. Full-endoscopic interlaminar and transforaminal lumbar discectomy versus conventional microsurgical technique: a prospective, randomized, controlled study. Spine (Phila Pa 1976). 2008; 33(9): 931-9.

16. Birkenmaier C, Komp M, Leu HF, Wegener B, Ruetten S. The current state of endoscopic disc surgery: review of controlled studies comparing full-endoscopic procedures for disc herniations to standard procedures. Pain Physician. 2013; 16(4): 335-44.

17. Hofstetter CP, Choi G, Gibson JNA, Ruetten S, Zhou Y, Wagner R, Ahn Y, Lee JH, Sairyo K, Telfeian AE, Prada N, Shen J, Cortinas FC, Brooks NP, Van Daele P, Kotheeranurak V, Hasan S, Härtl R, Kim JS. AO consensus paper on nomenclature for working channel endoscopic spinal procedures. Global Spine J. 2020; 10(2 Suppl): 111S-121S. https: //doi. org/10.1177/2192568219887364. Epub 2020 May 28.

18. Henmi T, Terai T, Hibino N, Yoshioka S, Kondo K, Goda Y, Tezuka F, Sairyo K. Percutaneous endoscopic lumbar discectomy utilizing ventral epiduroscopic observation technique and foraminoplasty for transligamentous extruded nucleus pulposus: technical note. J Neurosurg Spine. 2016; 24(2): 275-80.

19. Henmi T, Terai T, Nagamachi A, Sairyo K. Morphometric changes of the lumbar intervertebral foramen after percutaneous endoscopic foraminoplasty under local anesthesia. J Neurol Surg A Cent Eur Neurosurg. 2018; 79(1): 19-24.

20. Yoshinari H, Tezuka F, Yamashita K, Manabe H, Hayashi F, Ishihama Y, Sugiura K, Takata Y, Sakai T, Maeda T, Sairyo K. Transforaminal full-endoscopic lumbar

discectomy under local anesthesia in awake and aware conditions: the inside-out and outside-in techniques. Curr Rev Musculoskelet Med. 2019; 12: 311-7.

21. Yamashita K, Higashino K, Sakai T, Takata Y, Hayashi F, Tezuka F, Morimoto M, Chikawa T, Nagamachi A, Sairyo K. Percutaneous full endoscopic lumbar foraminoplasty for adjacent level foraminalstenosis following vertebral intersegmental fusion in an awake and aware patient under local anesthesia: a case report. J Med Invest. 2017; 64(3.4): 291-5.

22. Yeung A, Gore S. Endoscopic foraminal decompression for failed back surgery syndrome under local anesthesia. Int J Spine Surg. 2014; 8 https: //doi. org/10.14444/1022. eCollection 2014.

23. Sairyo K, Higashino K, Yamashita K, Hayashi F, Wada K, Sakai T, Takata Y, Tezuka F, Morimoto M, Terai T, Chikawa T, Yonezu H, Nagamachi A, Fukui Y. A new concept of transforaminal ventral facetectomy including simultaneous decompression of foraminal and lateral recess stenosis: technical considerations in a fresh cadaver model and a literature review. J Med Invest. 2017; 64(1.2): 1-6.

24. Lewandrowski KU. Endoscopic transforaminal and lateral recess decompression after previous spinal surgery. Int J Spine Surg. 2018; 12(2): 98-111.

25. Nakajima D, Yamashita K, Tezuka F, Manabe H, Ishihama Y, Sugiura K, Takata Y, Sakai T, Maeda T, Sairyo K. Successful percutaneous endoscopic decompression surgery under the local anesthesia for L5 radiculopathy caused by L5-S1 foraminal stenosis and L4-5 lateral recess stenosis: a case report. J Med Investig. 2020; 67(1.2): 192-6.

26. Sugiura K, Yamashita K, Manabe H, Ishihama Y, Tezuka F, Takata Y, Sakai T, Maeda T, Sairyo K. Prompt return to work after bilateral transforaminal full-endoscopic lateral recess decompression under local anesthesia: a case report. J Neurol Surg A. 2020. in press.

第 2 章　经椎间孔入路全内镜下椎间盘切除术的解剖

Kosaku Higashino　Hiroaki Manabe　Yasuaki Tamaki
Nori Sato　Tomohiro Goto　Koichi Tomita　Yoshihiro Tsuruo
Koichi Sairyo　著　谢炜星　译

摘要

　　对于常规手术，建议术者进入手术部位时不要显露有危险的区域。特别是微创手术有时只需要穿刺区域的解剖结构知识，因为很难进一步确认周围组织或器官。

　　术者缺乏对手术部位以外区域的了解，可能会成为手术过程中的绊脚石。了解周围器官和组织的分布情况对微创手术可靠、安全地进行很有帮助。Kambin 三角入路是传统安全的经椎间孔入路 [Kambin 和 Brager, Clin Orthop Relat Res(223): 145-154, 1987]。然而，由于严重的椎管狭窄、硬膜外纤维化和椎间盘退变，安全三角入路有时可能会对脊柱神经根造成刺激。本章中我们报告了经椎间孔入路全内镜下椎间盘切除术（FED）的相关解剖。

关键词

解剖·腰丛·脊神经后支·黄韧带

2.1　简介

对于常规手术，建议进入手术部位时不要显露有危险的区域。通过观察该部位的临床解剖了解手术入路的显露。术者缺乏对手术部位以外区域的了解，可能会成为手术过程中的绊脚石。了解周围器官和组织的分布情况，对微创手术可靠、安全地进行很有帮助。Kambin 三角入路是传统安全的经椎间孔入路[1]。然而，由于严重的椎管狭窄、硬膜外纤维化和椎间盘退变，安全三角入路有时可能会对脊柱神经根造成刺激。

除系统解剖外，我们有机会应用腰椎标本依次回顾其他手术区域，并了解真实解剖所见。对于腰丛，在解剖图谱中只解释了主要神经；然而，我们可以通过系统解剖确认许多神经纤维的网络[2, 3]。

另外，黄韧带并不是从上到下均匀地附着在脊椎上。它在腰椎的背侧较厚，并覆盖关节[4-6]。由于在本报告中很难介绍整个脊椎和脊髓的解剖，因此我们应用腰椎标本仅报告腰椎神经、后纵韧带、腰椎间盘和黄韧带的解剖。

2.2　腰丛

对腰丛的介绍，解剖图谱采用去除腰大肌的方式以简化显示主要神经。然而，当实际使用去除腰大肌的腰椎标本进行局部解剖时，腰丛被证实在腰大肌内有无数的神经纤维网，而且在个体间可能不一致（图2.1）[2, 3]。如果经椎间孔入路从安全三角外穿刺，那么造成解剖标本神经损伤的风险会增加。如果在经椎间孔入路手术期间发生刺激出口神经根的情况，这时应注意调整穿刺轨迹。

2.3　椎间孔韧带

许多作者报告了关于椎间孔韧带的解剖学所见。韧带的分布根据各个腰椎节段的不同而不同[7-9]。椎间孔韧带以覆盖椎间孔的形式分布（图

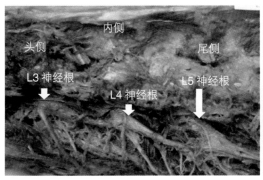
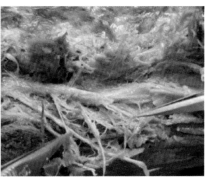

图 2.1　从 L3 到 L5 水平的腰丛显示无数网状神经纤维

2.2）。这些韧带对每条腰椎神经根的稳定有一定作用。但是，这些韧带会导致神经根的活动范围减小 [8]。

2.4　腰神经背支

　　腰神经背支分为内侧支和外侧支 [2]。关节突关节处的关节支从内侧支分出，且血管伴随着内侧支（图 2.3 和图 2.4）。解剖图显示来自下位神经根的另一内侧支分布在关节突关节上。术者应注意到上位或下位神经分支通过椎间孔区域分布。

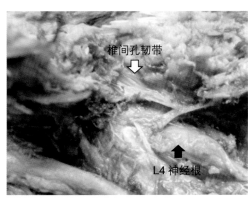
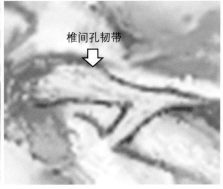

图 2.2　L4-L5 节段左侧椎间孔韧带以覆盖椎间孔的形式分布

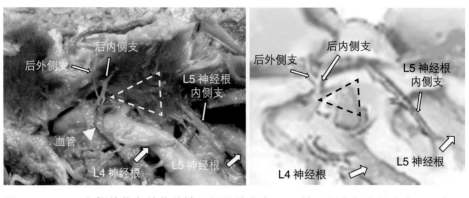

图 2.3　L4-L5 左侧关节突关节处神经根的关节支。L5 神经根内侧支的分布，一条血管伴随着 L4 神经根内侧支。白色和黑色的三角形表示安全三角区域

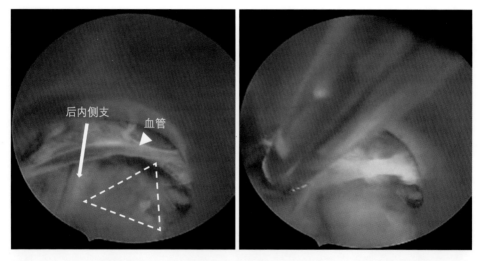

图 2.4　L4-L5 左侧关节突关节处神经根（白色箭头）的关节支。血管伴随着内侧支（白色三角箭头）。白色虚线三角形表示安全三角。在双极电凝时，患者感觉神经支配区疼痛（右图）

　　本报告源于文献中的细节，文献中还报告了椎间关节背侧的神经末梢[2, 3, 10]。

2.5 腰椎间盘后方结构的解剖：后纵韧带和神经分布

这项研究涉及骨科领域与椎间盘相关腰痛。然而，椎间盘相关腰痛的临床情况仍不清楚。

后纵韧带仅覆盖椎体背侧的中间，并在椎间盘尾侧呈十字形扩散（图 2.5）[11]。

此外，推断这里有从背根神经节发出的神经纤维直接分布，腰椎间盘背侧与椎间盘相关腰痛密切相关 [10]。

2.6 黄韧带

黄韧带是一种以颜色来命名的韧带，黄色源于其含有的弹性蛋白。它是一种弹性纤维，弹性蛋白使其与其他韧带相比更具有弹性 [12]。

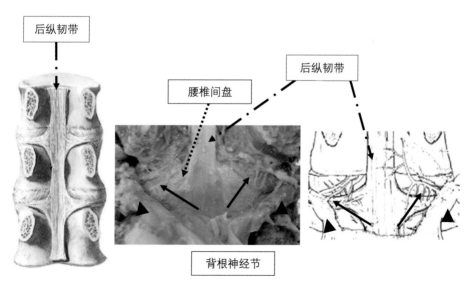

图 2.5 将硬膜反转至尾侧。后纵韧带呈十字形分布。椎间盘后方的神经支配由背根神经节直接且密集发出

　　然而，黄韧带弹性会因年龄增长而丧失，造成腰椎管狭窄。图2.5是在椎弓根处切开的腰椎标本，从腹侧观察背侧。该标本L4-L5节段的黄韧带存在于椎间孔尾侧，并且延伸至关节突关节的边缘（图2.6）[6]。延伸至椎间孔时，黄韧带的外侧边缘是存在变化的[4-6]。

　　在椎间孔成形术时，磨削上关节突的腹侧部位可显露黄韧带。

　　我们观察到在任何节段，黄韧带均从背侧向椎间关节的关节囊转换，可以推断黄韧带有助于椎间关节的稳定（图2.6）[4, 13, 14]。

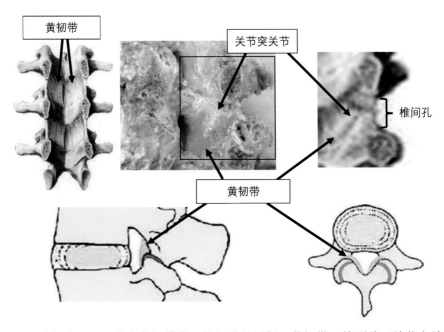

图2.6　该标本L4-L5节段黄韧带位于椎间孔的尾侧。黄韧带延伸覆盖于关节突关节边缘

2.7　结论

　　我们报告了经椎间孔入路全内镜下椎间盘切除术（FED）的相关解剖。所有术者都应该重视解剖学结构。

参考文献

1. Kambin P, Brager MD. Percutaneous posterolateral discectomy. Anatomy and mechanism. Clin Orthop Relat Res. 1987; (223): 145-54.

2. Bogduk N. A reappraisal of the anatomy of the human lumbar erector spinae. J Anat. 1980; 131(pt 3): 525-40.

3. Bogduk N, Long DM. The anatomy of the so-called "articular nerves" and their relationship to facet denervation in the treatment of low-back pain. J Neurosurg. 1979; 51(2): 172-7.

4. Olszewski AD, Yaszemski MJ, White AA 3rd. The anatomy of the human lumbar ligamentum flavum. New observations and their surgical importance. Spine (Phila 1976). 1996; 21(20): 2307-12.

5. Zarzur E. Anatomic studies of the human ligamentum flavum. Anesth Analg. 1984; 63(5): 499-502.

6. Chau AM, Pelzer NR, Hampton J, Smith A, Seex KA, Stewart F, et al. Lateral extent and ventral laminar attachments of the lumbar ligamentum flavum: cadaveric study. Spine J. 2014; 14(10): 2467-71.

7. Caglar YY, Dolgun H, Ugur HC, Kahilogullari G, Tekdemir I, Elhan A. A ligament in the lumbar foramina: inverted Y ligament: an anatomic report. Spine (Phila 1976). 2004; 29(14): 1504-7.

8. Kraan GA, Smit TH, Hoogland PV, Snijders CJ. Lumbar extraforaminal ligaments act as a traction relief and prevent spinal nerve compression. Clin Biomech (Bristol). 2010; 25(1): 10-5.

9. Zhong E, Zhao Q, Shi B, Xie Y, Ding Z, Lv H, et al. The morphology and possible clinical significance of the intraforaminal ligaments in the entrance zones of the L1-L5 levels. Pain Physician. 2018; 21(2): E157-65.

10. Bogduk N, Tynan W, Wilson AS. The nerve supply to the human lumbar intervertebral discs. J Anat. 1981; 132(pt 1): 39-56.

11. Adams MA, Hutton WC. The effect of posture on the lumbar spine. J Bone Joint Surg Br. 1985; 67(4): 625-9.

12. Sato N, Taniguchi T, Goda Y, Kosaka H, Higashino K, Sakai T, et al. Proteomic analysis of human tendon and ligament: solubilization and analysis of insoluble extracellular matrix in connective tissues. J Proteome Res. 2016; 15(12): 4709-21.

13. Pintar FA, Yoganandan N, Myers T, Elhagediab A, Sances A Jr. Biomechanical

properties of human lumbar spine ligaments. J Biomech. 1992; 25(11): 1351-6.

14. Panjabi MM, White AA 3rd. Basic biomechanics of the spine. Neurosurgery. 1980; 7(1): 76-93.

第 3 章 经椎间孔入路的标准流程及局麻方法（inside-out 技术）

Toshinori Sakai 著　钟　诚 译

摘要

本章介绍了经椎间孔入路（inside-out 技术）的标准操作流程和如何进行局麻。目前已经开展一些附加技术，如"椎间孔成形术"。读者可参考其他章节来了解这些新的附加技术。本章介绍了有关这一手术的几个具体操作和技术术语，供读者参考。最重要的是在所有操作步骤中避免并发症的发生。

关键词

全内镜下椎间盘切除术（FED）·局麻·经椎间孔入路

3.1　术前资料

3.1.1　局麻下经椎间孔入路的手术适应证和禁忌证

首先，L4-5 水平以上的腰椎间盘突出症（lumbar intervertebral disc herniation, LDH）患者适合经椎间孔入路。对于 L5-S1 LDH，髂嵴通常会阻碍内镜置入，必要时需采用特殊技术，如椎间孔成形术。然而，由于髂嵴的位置和大小存在个体差异，在不采用任何特殊技术的情况下，有些 L4-5 LDH 患者不能行经椎间孔入路，而有些 L5-S1 LDH 患者可以行经椎间孔入路。

LDH 的类型 / 部位不存在禁忌证，但由于游离 / 脱垂型需要更高的手术技巧，因此这些类型不适合初学者。另外，伴有骨骺环骨折的病例也不适合。对利多卡因等麻醉剂过敏者是绝对禁忌证。此外，体质和（或）精神上不适合在局麻下进行手术的患者，以及年龄较小的患者，如小学生，虽然不是禁忌证，但最好避免进行该手术。

在我们医院椎间盘造影术必须在俯卧位下进行，模拟实际手术体位，作为术前测试，以确认局麻下进行该手术的可行性。如果患者不能耐受这种检查，局麻下的 FED 是不可行的。

3.2　经椎间孔入路的标准流程

3.2.1　如何确定穿刺点

首先，我们将穿刺点定位在病变椎间盘水平距患者背中线旁开 8 ~ 12 cm 处。对于体形较大的患者，可旁开 12 ~ 14 cm。我们确定穿刺点的方法，如下所示。

3.2.1.1　腹部器官和髂嵴的影响

病变椎间盘在较高的脊柱节段如 L1-2、L2-3 水平时，经椎间孔入路穿刺由于 T12 肋骨或肾经常位于穿刺轨迹上，因此建议医生应从稍小的穿刺角度开始，然后用 hand-down 技术（具体技术操作见第 10 章）逐渐增加角度。相反，要达到较低脊柱节段的椎间盘如 L4-5、L5-S1，髂嵴会阻挡穿刺轨迹。术前手术计划的制定参照 MRI/CT 扫描，以避免手术并发症的发生。

3.2.1.2　患者体格和软组织体积的影响

基本上，根据术前 CT 椎间盘造影（CT discography, CTD）来确定穿刺点。在我们医院，术前 CTD 是以俯卧位进行以模拟实际手术。

3.2.2　如何进行局麻

基本上，1% 利多卡因用于局麻，成人患者的最大参考剂量为 200 mg。准备 3 支注射器（10 ml、5 ml、1 ml，带锁定功能）。10 ml 和 1 ml 注射器中装入 1% 利多卡因，5 ml 注射器中装入由靛蓝胭脂红 2 ml、造影剂 2 ml 和 1% 利多卡因 1 ml 组成的混合物。

用 1% 利多卡因对穿刺点周围的皮肤和皮下组织进行局麻后，接下来使用经皮经肝胆管引流（percutaneous transhepatic cholangial drainage, PTCD）针。为了安全起见，将针放置在椎体尾侧椎弓根的上外侧缘处。用 1 ml 1% 利多卡因对椎弓根周围进行局麻后，针尖逐渐向头侧移动到椎间盘的外侧缘正中，这被称为"Waling 技术"（图 3.1）。在这一步骤中，如果针尖触及或刺激到出口神经根，则应将穿刺点内移。当针头可以安全地插入纤维环 1 mm 时，应通过前后位片确认针尖的位置是否最佳（图 3.2），并使用带锁定功能的 1 ml 注射器向纤维环注射 1 ml 1% 利多卡因。

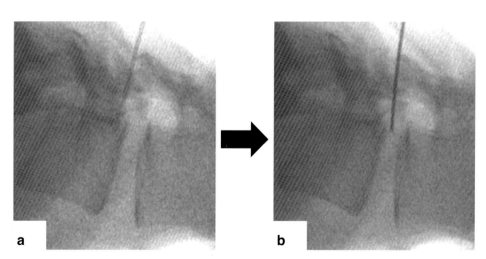

图 3.1　如果直接将穿刺针插入椎间盘，经常会碰到出口神经根或有时会通过椎间孔进入硬膜外间隙。因此，一开始为了安全起见，我们将穿刺针置于目标椎间盘尾侧椎体椎弓根的上外侧缘（a），然后将针尖逐渐向头侧移动到椎间盘的外侧缘正中（b）。这被称为"Waling 技术"

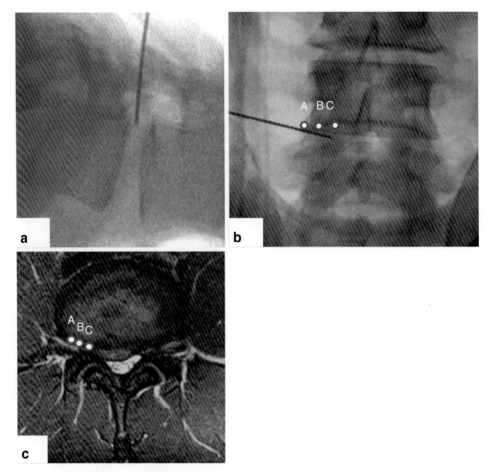

图 3.2   侧位片（a）下将穿刺针安全地插入纤维环约 1 mm 时，应通过前后位片（b）来确认针尖的位置是否最佳。注意针尖应位于尾侧椎体的椎弓根内侧壁（C 点），参考 MRI 的轴位片（c）。因为 C 点刚好在突出的椎间盘碎块下方，如果沿这一穿刺轨迹置入内镜，可以使我们最容易接触到突出的椎间盘碎块

在穿刺针插入髓核后，逐渐注射配制好的混合物，直到突出的椎间盘碎块染色显影。接下来，在拔出 PTCD 的内芯后，插入导丝。通过导丝将铅笔型扩张器插入椎间盘内。此时，为了减轻疼痛，我们用逐级扩张套管建立穿刺路径。

3.2.3 如何放置内镜

沿铅笔型扩张器放置工作管道。目前有三种类型的工作管道（直型、鸭嘴型、斜型），供术者选择。放置工作管道时，术者应注意不要损伤出口神经根。工作管道的斜面应朝向出口神经根插入。换句话说，当插入工作管道时，最长的一面应与目标椎间盘下方的终板相接。工作管道插入椎间盘后，应缓慢旋转，斜面朝向突出的椎间盘碎块（图 3.3）。最后，放置内镜。

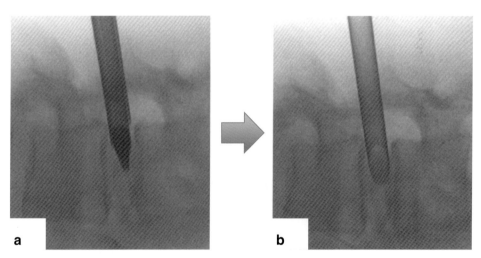

图 3.3 沿铅笔型扩张器放置斜型工作管道。注意工作管道插入时斜面要朝向出口神经根。换句话说，最长的一面沿着目标椎间盘下方终板插入，以避免损伤出口神经根（a）。工作管道安全插入椎间盘后，应缓慢旋转，斜面朝向突出的椎间盘碎块（b）

3.2.4 如何进行椎间盘切除术

椎间盘切除术是在灌注生理盐水的理想视野下进行的。为确保能见度，用射频适当地凝固受损的髓核 / 纤维环，并且应重复进行。在切除一定量的椎间盘碎块后，将插入的工作管道逐渐退出，直到可以识别硬膜外间隙，这时视图被称为"half and half 视图"（图 3.4 ）。

　　在切除一定量的椎间盘碎块后，将插入的工作管道退出，确保有一个空间可以轻松转动工作管道。使用"hand-down 技术"，将工作管道更水平地重新插入突出的椎间盘碎块下方。这时可触及突出的椎间盘碎块基底部。逐渐摘除突出的椎间盘碎块。

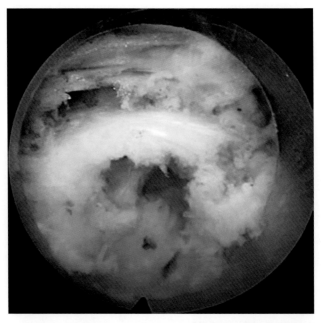

图 3.4　显示器屏幕的上半部分显示硬脊膜 / 行走神经根看起来是红色的，而屏幕的下半部分显示椎间盘及穿过的后纵韧带为白色的。这种视图被称为"half and half 视图"

利益冲突和资金来源：无。

支持的来源：无。

第4章 并发症

Toru Maeda　Koichi Sairyo 著　钟　诚 译

摘要

在本章中，我们描述了经椎间孔入路全内镜手术的相关并发症。与椎板间入路不同，有一些特殊的并发症，如神经根损伤、癫痫发作等。术者应了解这些并发症，并注意预防。

关键词

经椎间孔入路·全内镜手术·局麻·并发症·出口神经根损伤

文献中有许多经椎间孔入路（transforaminal, TF）全内镜手术相关的并发症报道。TF 入路利用 Kambin 三角 [1-3] 进入椎管。因此，手术理念与传统的椎板间入路完全不同。出于这个原因，手术并发症与椎板间手术的并发症不同，有出口神经根损伤、血肿及颅内压增高等。

4.1　出口神经根损伤 (exiting nerve root injury, ENRI)

出口神经根损伤，即术后感觉障碍，是经椎间孔入路手术的典型并发症。如图 4.1 所示，经椎间孔入路手术经过 Kambin 三角进入椎管。三角区的上缘是出口神经根。通常情况下，行走神经根被关节突关节所覆盖。因此，与行走神经根相比，出口神经根损伤很常见。图 4.2 显示了工作管道与出口神经根之间的解剖关系。神经根与工作管道非常接近。据文献报道，ENRI 发生率为 1.0%～8.9%[4]。在我们早期的 100 个病例中，ENRI 发生率为 2%[5]。

出口神经根损伤有两种可能，第一种可能是工作管道直接损伤，局麻时利多卡因渗入出口神经根。即使出现神经损伤，患者也不会感到疼痛。全麻或硬膜外麻醉时，风险可能会增加。因此，手术后会出现感觉

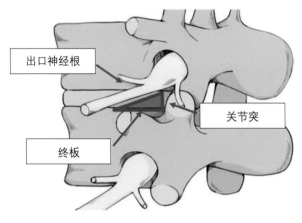

图 4.1　Kambin 三角

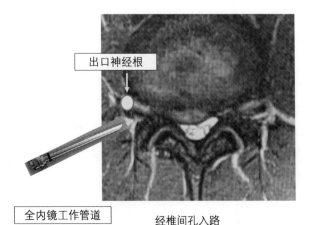

图 4.2　出口神经根和工作管道的位置

障碍和运动麻痹。通过仔细局麻，这种并发症是可以避免的。在我们早期的 100 个病例中，在局麻下没有患者出现此类并发症[5]。

第二种类型的 ENRI 是由于手术过程中工作管道的压迫而刺激背根神经节。在这种情况下，由于出口神经根肿胀，手术后几天会发生腿部感觉障碍。在早期的 100 个病例中，就有 2 个这样的病例[5]。手术后 2 天开始出现腿痛。图 4.3 显示了 ENRI 病例的 MRI。手术后，腿部疼痛立即消失。术后 2 天，他发现腿部感觉异常。MRI 示左侧 L5 神经根肿胀、水肿，经保守治疗后症状消失。

4.2　Fullendo KILF 中出口神经根损伤 (ENRI)

在本节中，我们描述了全内镜下经 Kambin 三角腰椎椎间融合术（ full-endoscopic trans-Kambin triangle lumbar interbody fusion, fullendo KLIF ）中的 ENRI。在这 10 年中，全内镜技术已应用于经 Kambin 三角椎间融合术。一些作者报道了他们的技术，并用自己的名字命名。文献中有许多名称，但技术与我们的 fullendo KLIF 手术非常相似。经皮内镜下 LIF（ percutaneous endoscopic LIF, PELIF ）[6]、经皮内镜下经椎间孔入路 LIF（ percutaneous endoscopic transforaminal, PETLIF ）[7]、全内镜下经椎间孔 LIF（ full-endoscopic LIF, FELIF ）[8] 和全内镜下经椎间孔 LIF（ full endoscopic transforaminal LIF, FETLIF ）[9] 都被用来描述相同的方法。最近，Lewandrowski 等提出了脊柱前凸内镜下楔形腰椎椎间融合术（ lordotic endoscopic wedge lumbar interbody fusion, LEW-LIF ）作为类似技术的名称[10]。我们出于解剖学的考虑提出 fullendo KLIF，因为它们都是

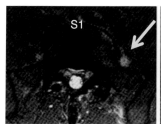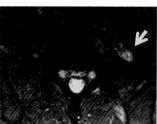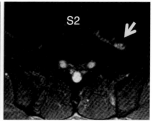

图 4.3　STIR-MRI 显示全内镜术后出口神经根肿胀

通过 Kambin 三角置入融合器[11]。

Fullendo KLIF 最常见的并发症是 ENRI。如果由于关节突关节的肥大而导致 Kambin 三角很小，融合器很容易会损伤出口神经根。Lewandrowski 等[10] 报道的发生率最高，为 60.4%（29/48），尽管大多数病例在手术后 6 周内痊愈。报道的第二高的发生率是 22%[12]。Abbasi 等报道了他们的技术，称为 OLLIF，与 KLIF 相似。他们的 ENRI 发生率低至 5.3%，并强调术中电生理监测对预防这种并发症的重要性[13]。Nagahama 等[7] 报道的发生率为 4.0%。他们也指出了手术中神经监测的重要性。事实上，在我们的病例中，第一个抱怨 ENRI 的患者，即在 L4-L5 的 fullendo KLIF 后，大腿前部（L4 皮区）的感觉异常。目前我们已经做了 16 例，因此，我们的 ENRI 发生率为 6.25%。我们在手术中也使用电生理监测。

4.3　术后血肿

术后血肿有两种类型：硬膜外血肿和腹膜后血肿[14]。Ahn 等[14] 为 412 例患者进行了经椎间孔入路的 PED 手术，出现了 4 例（0.97%）有症状的腹膜后血肿。其中 2 例患者血肿量超过 500 ml，即 1274 ml 和 704 ml，需要普外科医生进行开放手术清除。原因可能是腰动脉末端分支的损伤。在我们的病例中，我们没有遇到这种血肿，但有 1 例（1%）出现手术后硬膜外血肿，这在传统的脊柱手术中很常见[5]。根据 2018 年日本全国调查，1296 例患者中只有 1 例发生硬膜外血肿，不到 0.1%，意味着非常罕见的并发症[15]。

4.4　颅内高血压（癫痫发作）

这是一个非常独特的并发症，在传统的开放性手术中绝对不可能发生，因为它可能与全内镜手术中的水灌注系统有关。手术中的颅内压增高可能导致颈部疼痛、头痛和癫痫发作。Choi 等[16] 在 16 725 例全内镜手术中报道了 4 例癫痫发作，最初的 3 例分别在手术开始后 130 分钟、

80 分钟和 110 分钟开始发作，因此，手术时间过长可能是癫痫发作的一个危险因素。Zhou 等报道 [17] 在 426 例全内镜手术中，有 1 例术中出现癫痫发作。患者在发作前大多抱怨颈部疼痛，因此，这可能是随后发作的迹象。事实上，Joh 等 [18] 通过监测 28 例全内镜下椎间盘切除术中的颈椎硬膜外压（epidural pressure, EP）来研究癫痫发作的原因，其中 8 例主诉颈部疼痛，颈椎 EP 与颅内压呈正相关；因此，当患者抱怨颈部疼痛时，颅内压会很高。颅内压增高可能导致癫痫发作。事实上，在我们最早的 100 例病例中，有 2 例患者在手术中抱怨颈部疼痛 [5]。我们尽快完成了手术，之后就没有再出现更进一步的并发症，如癫痫发作。

4.5　硬膜损伤

Ishii 报道了一项全国性的内镜手术调查结果，包括 1296 例经椎间孔入路全内镜手术 [15]。硬膜损伤非常罕见，共 6 例，发生率为 0.5%。在我最初的 100 例病例中，没有出现硬膜损伤。到目前为止，在我的 400 多例经椎间孔入路手术中没有出现过硬膜损伤。事实上，我们小组主要采用的是 inside-out 技术 [19-21]。与 outside-in 技术相比 [22]，术中没有机会接触硬膜组织。因此，我们从未有过经椎间孔入路全内镜手术出现硬膜损伤的病例。

我们团队有一个非常有趣的硬膜损伤病例 [23]。该病例在手术前诊断为硬膜内肿瘤（图 4.4a、b）。因此，在椎板切除术后切开硬膜。肿块是突出的髓核，在肿块的腹侧发现硬膜破孔（图 4.4c，黄色箭头）。该患者曾经在另一家医院做过经椎间孔入路全内镜下椎间盘切除术。我们咨询了原医院，得到了手术过程中硬膜撕裂的信息。手术后，椎间盘组织可能再次突出并通过硬膜破孔进入硬膜内。

4.6　结论

经椎间孔入路全内镜手术有多种并发症。术者应了解这些并发症，并应着重于预防。

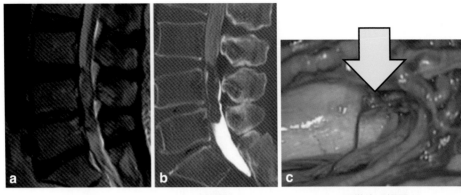

| T2 MRI | CT 脊髓造影 | 显微镜下视野 |

图 4.4　先前的全内镜手术过程中产生硬膜破孔，髓核通过破孔突出至硬膜内。（a）T2 MRI。在 L4 和 L5 椎体水平可见大的肿瘤。（b）矢状位 CT 脊髓造影。硬膜内可见大的肿瘤。（c）显微镜下视野。硬膜腹侧有一破孔。黄色箭头表示硬膜破孔

参考文献

1. Kambin P, Sampson S. Posterolateral percutaneous suction-excision of herniated lumbar intervertebral discs. Report of interim results. Clin Orthop Relat Res. 1986; 207: 37-43.

2. Kambin P, Brager MD. Percutaneous posterolateral discectomy. Anatomy and mechanism. Clin Orthop Relat Res. 1987; 223: 145-54.

3. Kambin P, Schaffer JL. Percutaneous lumbar discectomy. Review of 100 patients and current practice. Clin Orthop Relat Res. 1989; 238: 24-34.

4. Choi I, Ahn JO, So WS, Lee SJ, Choi IJ, Kim H. Exiting root injury in transforaminal endoscopic discectomy: preoperative image considerations for safety. Eur Spine J. 2013; 22(11): 2481-7.

5. Sairyo K, Matsuura T, Higashino K, Sakai T, Takata Y, Goda Y, Suzue N, Hamada D, Goto T, Nishisho T, Sato R, Tsutsui T, Tonogai I, Mineta K. Surgery related complications in percutaneous endoscopic lumbar discectomy under local anesthesia. J Med Investig. 2014; 61(3-4): 264-9. Review.

6. Nakamura S, Taguchi M. Full percutaneous lumbar interbody fusion: technical note. J Neurol Surg A Cent Eur Neurosurg. 2017; 78(6): 601-6.

7. Nagahama K, Ito M, Abe Y, Murota E, Hiratsuka S, Takahata M. Early clinical results of percutaneous endoscopic transforaminal lumbar interbody fusion: a new modified technique for treating degenerative lumbar spondylolisthesis. Spine Surg Relat Res. 2018; 3(4): 327-34.

8. Youn MS, Shin JK, Goh TS, Lee JS. Full endoscopic lumbar interbody fusion (FELIF): technical note. Eur Spine J. 2018; 27(8): 1949-55.

9. Kamson S, Lu D, Sampson PD, Zhang Y. Full-endoscopic lumbar fusion outcomes in patients with minimal deformities: a retrospective study of data collected between 2011 and 2015. Pain Physician. 2019; 22(1): 75-88.

10. Lewandrowski KU, Ransom NA, Ramírez León JF, Yeung A. The concept for a stand-alone lordotic endoscopic wedge lumbar interbody fusion: the LEW-LIF. Neurospine. 2019; 16(1): 82-95.

11. Sairyo K, Maeda T. Fullendo-KLIF for the anatomical nomenclature of the full-endoscope guided lumbar interbody fusion through the Kambin triangle: PELIF, PETLIF, FELIF, FE-TLIF or KLIF? EC Orthopaedics. 2019; 10(9): 743-5.

12. Morgenstern C, Yue JJ, Morgenstern R. Full percutaneous transforaminal lumbar interbody fusion using the facet-sparing, Trans-Kambin approach. Clin Spine Surg. 2019; 33: 40. https: // doi.org/10.1097/BSD.0000000000000827. [Epub ahead of print].

13. Abbasi A, Khaghany K, Orandi V, Abbasi H. Clinical and radiological outcomes of oblique lateral lumbar interbody fusion. Cureus. 2019; 11(2): e4029.

14. Ahn Y, Kim JU, Lee BH, Lee SH, Park JD, Hong DH, Lee JH. Postoperative retroperitoneal hematoma following transforaminal percutaneous endoscopic lumbar discectomy. J Neurosurg Spine. 2009; 10(6): 595-602.

15. Ishii K. Current status of endoscopic spine surgery in Japan: January to December 2018. J Jpn Orthop Assoc. 2020; 94: 68-75. (in Japanese).

16. Choi G, Kang HY, Modi HN, Prada N, Nicolau RJ, Joh JY, Pan WJ, Lee SH. Risk of developing seizure after percutaneous endoscopic lumbar discectomy. J Spinal Disord Tech. 2011; 24(2): 83-92.

17. Zhou C, Zhang G, Panchal RR, Ren X, Xiang H, Xuexiao M, Chen X, Tongtong G, Hong W, Dixson AD. Unique complications of percutaneous endoscopic lumbar discectomy and percutaneous endoscopic interlaminar discectomy. Pain Physician. 2018; 21(2): E105-12.

18. Joh JY, Choi G, Kong BJ, Park HS, Lee SH, Chang SH. Comparative study of neck pain in relation to increase of cervical epidural pressure during percutaneous endoscopic lumbar discectomy. Spine (Phila Pa 1976). 2009; 34(19): 2033-8.

19. Yeung AT. The evolution of percutaneous spinal endoscopy and discectomy: state of the

art. Mt Sinai J Med. 2000; 67: 327-32.

20. Yeung AT, Tsou PM. Posterolateral endoscopic excision for lumbar disc herniation: surgical technique, outcome, and complications in 307 consecutive cases. Spine. 2002; 27: 722-31.

21. Yeung AT, Yeung CA. Minimally invasive techniques for the management of lumbar disc herniation. Orthop Clin North Am. 2007; 38(3): 363-72.

22. Yoshinari H, Tezuka F, Yamashita K, Manabe H, Hayashi F, Ishihama Y, Sugiura K, Takata Y, Sakai T, Maeda T, Sairyo K. Transforaminal full-endoscopic lumbar discectomy under local anesthesia in awake and aware conditions: the inside-out and outside-in techniques. Curr Rev Musculoskelet Med. 2019; 12: 311-7.

23. Tamaki Y, Sakai T, Miyagi R, Nakagawa T, Shimakawa T, Sairyo K, Chikawa T. Intradural lumbar disc herniation after percutaneous endoscopic lumbar discectomy: case report. J Neurosurg Spine. 2015; 23(3): 336-9.

第二部分
椎间盘切除术

第 5 章　经椎间孔入路全内镜下腰椎间盘切除术的 inside-out 技术

Fumitake Tezuka 著　钟　诚　陈　振 译

摘要

经椎间孔入路全内镜下腰椎间盘切除术（transforaminal full-endoscopic lumbar discectomy, TELD）的 inside-out 技术是一项传统技术，由 Hijikata 的经皮髓核切除术发展而来。经椎间孔入路可以在局麻下进行，且有很大的优势。在手术过程中，患者处于清醒状态，因此可以避免严重的神经根损伤。与 outside-in 技术相比，这种手术技术更容易被初学者掌握。然而，它也存在一些问题，需要我们在手术中注意。在接近椎间盘时，如果出现出口神经根受刺激，要毫不犹豫地改用 outside-in 技术。

关键词

TELD · 局麻 · 椎间盘造影 · inside-out · half and half 视图

5.1　简介

inside-out 技术是将工作管道置入椎间盘内并从椎间盘内取出突出髓核的手术[1]。这是通过 Kambin 安全三角进行经椎间孔入路手术中最传统的方法[2]。

5.2　TELD 的手术适应证和禁忌证

5.2.1　适应证

从 L1-L2 至 L4-L5 节段，以及 L5-S1 节段伴低髂嵴的腰椎间盘突出（椎管内型、椎间孔型和椎间孔外型）。

5.2.2　禁忌证

（1）游离型。
（2）向下 / 向上明显移位的脱出型。
（3）L5-S1 节段伴有高髂嵴。

5.3　TELD 的手术过程

5.3.1　麻醉

我们强烈推荐在局麻下进行 TELD。手术过程中接近 Kambin 安全三角时出口神经根损伤是严重的并发症之一。但是，这种并发症可以预防，因为患者可以在意识清醒的情况下诉说出口神经根刺激引起的症状。

5.3.2　体位

TELD 手术时，患者俯卧在标准脊柱架上，可行术中 C 臂机图像增强，胸 - 膝位可以减少腰椎前凸。

5.3.3　术前用药

术前静脉注射盐酸羟嗪（25 ~ 50 mg）和盐酸喷他佐辛（7.5 ~ 15 mg），然后进行局麻。对年轻患者，在将工作管道插入椎间盘时，我们必须注意血管迷走神经反射。然后，在开始 TELD 之前，我们会常规监测他们的心率和血压，并在心率低于 60 次 / 分时静脉注射阿托品。

5.3.4　椎间盘造影

通过术前 MRI 轴位片规划穿刺点（图 5.1a、b）。计算与患者背中线的距离（棘突与穿刺点之间）。在 C 臂图像增强器侧位片的监视下从起始点开始插入穿刺针。向皮下组织注射约 10 ml 1% 利多卡因，然后在关节突表面注射 2 ml，在纤维环表面下注射 2 ml。当 C 臂图像增强器侧位片见穿刺针位于椎间盘表面时（图 5.2a），前后位片上针尖的适当位置位于椎弓根内侧连线之间（图 5.2b）。当穿刺针插入椎间盘中心时，注入造影剂和染料（靛蓝胭脂红）的混合物，并通过侧位片来确认后方渗漏情况（图 5.3）。靛蓝的颜色有助于区分突出的髓核、纤维环和神经根。

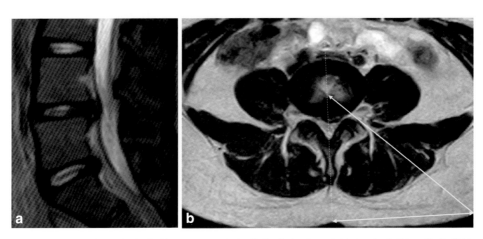

图 5.1　L4-L5 椎间盘突出的 MRI T2WI 矢状位片（a），以及（a）中同一位患者的 MRI T2WI 轴位片；术前规划穿刺点（b）

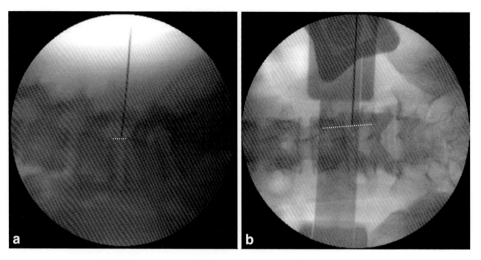

图 5.2　侧位片（a）和前后位片（b）中纤维环的推荐穿刺点

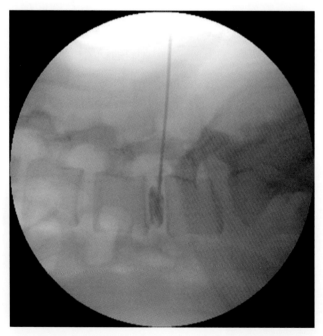

图 5.3　椎间盘造影显示造影剂后方渗漏

5.3.5　做皮肤切口，插入内镜

行 8 mm 的皮肤切口，通过穿刺针将导丝插入椎间盘。然后，通过切口依次插入扩张套管和工作管道。

5.3.6　椎间盘切除术

插入工作管道后（图 5.4a、b），我们可以开始通过内镜观察，并取出突出椎间盘基底部的椎间盘碎块。这些碎块被染成靛蓝色（图 5.5a）。用 hand-down 技术将工作管道逐渐向硬膜外间隙移动。当突出椎间盘碎块被切除后，我们可以从"half and half 视图"中确认硬膜囊和行走神经根的搏动。该视图由硬膜外间隙和椎间隙之间的分界构成（图 5.5b）。

5.3.7　术口引流和皮肤缝合

我们建议在椎间隙内留置引流管，以预防术后血肿。用可吸收缝线

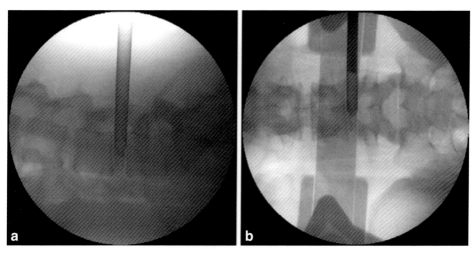

图 5.4　工作管道位于椎间隙（a、b）

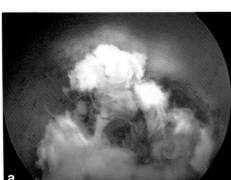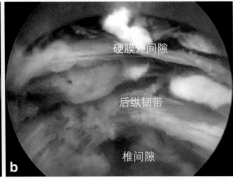

图 5.5　内镜视图下染成靛蓝色的髓核和突出的椎间盘碎块（a），由硬膜外间隙和椎间隙之间的分界构成的"half and half 视图"（b）

缝合皮下组织，用皮肤胶带闭合皮肤。第二天早上拔除引流管。

利益冲突和资金来源：无。

支持的来源：无。

参考文献

1.　Sairyo K, Egawa H, Matsuura T, et al. State of the art: transforaminal approach for percutane- ous endoscopic lumbar discectomy under local anesthesia. J Med Invest. 2014; 61(3-4): 217-25.

2.　Kambin P, Schaffer JL. Percutaneous lumbar discectomy. Review of 100 patients and current practice. Clin Orthop Relat Res. 1989; 238: 23-34.

第 6 章 椎间孔成形术后全内镜下腰椎间盘切除术的 outside-in 直接椎间盘碎块摘除术

Tomoya Terai 著　钟　诚　陈　振 译

摘要

作为一种治疗腰椎间盘突出症的微创手术，全内镜下椎间盘切除术（FED）越来越受到重视。FED 分为三种类型：局麻下经椎间孔入路和后外侧入路，硬膜外麻醉和全麻下经椎板间入路。经椎间孔入路全内镜下腰椎间盘切除术（TELD）经椎间孔进入腰椎间盘有两种技术：inside-out 技术和 outside-in 技术。在椎间孔成形术后，用 outside-in 技术将工作管道移至硬膜外间隙。通过在硬膜外观察神经根下方，确认脱出经韧带型的椎间盘碎块。TELD 直接椎间盘碎块摘除术可以从椎间隙外进行。综上所述，在 TELD 的经椎间孔入路中，outside-in 技术是一种有效、可靠的技术，可以摘除脱出经韧带型的椎间盘碎块。我们在这篇综述中描述了 TELD 的 outside-in 技术。

关键词

腰椎间盘突出症·全内镜下椎间盘切除术·局麻·经椎间孔入路·outside-in 技术

6.1　简介

全内镜下椎间盘切除术（FED）是治疗突出髓核（HNP）的一种微创脊柱手术。由于其微创、住院周期短和早期康复的特点，近年来很受欢迎[1-5]。FED 有三种入路——经椎间孔入路（transforaminal, TF）、后外侧入路（posterolateral, PL）和经椎板间入路（interlaminar, IL）[5-8]。FED 手术是在全麻、硬膜外麻醉和局麻下进行。在经椎间孔入路全内镜下腰椎间盘切除术（TELD）中，我们在局麻下对椎管内的椎间盘进行切除。对于全麻困难或有短期住院、早期康复需求的患者，经椎间孔入路是一种有用的技术。

TELD 经椎间孔进入腰椎间盘有两种技术：inside-out 技术和 outside-in 技术[9-11]。最关键的区别是内镜工作管道的初始位置是在椎间盘内还是在椎间孔内。在 inside-out 技术中，在纤维环开窗后内镜先插入椎间隙。从椎间盘内观察 HNP 正下方的区域，切除突出的髓核，然后将内镜逐渐拉出椎间盘，并向背侧移动至硬膜外间隙。摘除位于后纵韧带下方或椎间盘外的 HNP。在 outside-in 技术中，首先将内镜放置在椎间盘外。通过经椎间孔入路的方法，可以在硬膜外间隙中看到突出的椎间盘碎块[12, 13]，直接摘除 HNP 碎块。

椎间孔狭窄患者可能会发生出口神经根损伤。因此，对于椎间孔狭窄患者应安全地将工作管道和内镜通过椎间孔插入硬膜外间隙。利用椎间孔成形术可扩大椎间孔，从而避免出口神经根损伤[14]。我们描述了椎间孔成形术后 TELD 的 outside-in 技术和直接椎间盘碎块摘除术。

6.2　手术过程

6.2.1　体位和皮肤标记

所有患者均俯卧在可透视的手术台上。通过术前的俯卧位 CT 扫描，规划出最安全的侧方穿刺点。从棘突向外做皮肤标记。

6.2.2　皮肤切口和局麻

皮肤、皮下组织和关节突外侧用 1% 利多卡因进行局麻。在透视下用长的穿刺针穿刺，并在侧位透视下确认位置在关节突关节的上关节突（superior articular process, SAP）和椎弓根。进一步调整穿刺针位置，在前后位片到达椎弓根中线，在侧位片到达椎体后缘。向纤维环注射 2 ml 利多卡因。局麻药物的总量通常为 10 ~ 15 ml。

6.2.3　穿刺针插入和椎间盘造影

在此技术中，沿关节突关节 SAP 的外侧进行椎间盘穿刺。将穿刺针进一步插入椎间盘后，注射 2 ml 溶液（靛蓝胭脂红 2 ml+ 造影剂 2 ml+1% 利多卡因 1 ml）进行椎间盘造影。

6.2.4　工作管道的放置

在 outside-in 技术中，工作管道被放置在椎间盘表面和椎间孔的外侧。插入导丝，然后拔出穿刺针，使用连续扩张套管来逐渐扩大纤维环。共有 4 级扩张套管，根据椎间盘的高度来调整插入椎间盘的扩张套管数。难以插入的扩张套管放置在椎间盘表面。放置工作管道，使工作管道的尖端插入椎间盘纤维环（图 6.1）。当内镜插入椎间孔时，可以观察到关节突关节的外侧（图 6.2）。如果能观察到椎间孔的骨组织，就很容易理解其方向。如果我们远离关节突关节，在内镜操作开始时，内镜会被软组织覆盖，出血会增加，且靠近出口神经根，所以操作起来会很困难。

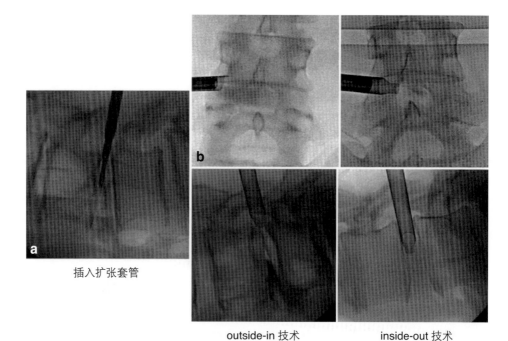

图 6.1 （a）2 个扩张套管插入椎间盘；另外 2 个扩张套管放置在椎间盘表面。（b）outside-in 技术和 inside-out 技术中工作管道的起始位置。位置可以在 C 臂透视引导下确认

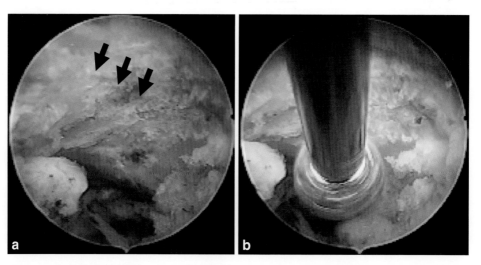

图 6.2 术中的内镜视图。（a）将内镜放在关节突关节外侧观察 SAP（黑色箭头）。（b）用高速磨钻从外侧磨削 SAP

6.2.5　椎间孔成形术

　　该技术使用高速磨钻扩大神经孔，使工作管道更安全地插入椎管，这是实现这一目的的最佳技术。在扩大神经孔后，工作管道可以插入而不压迫出口神经根。图 6.3 显示了椎间孔成形术前后的 CT 图像。在椎间

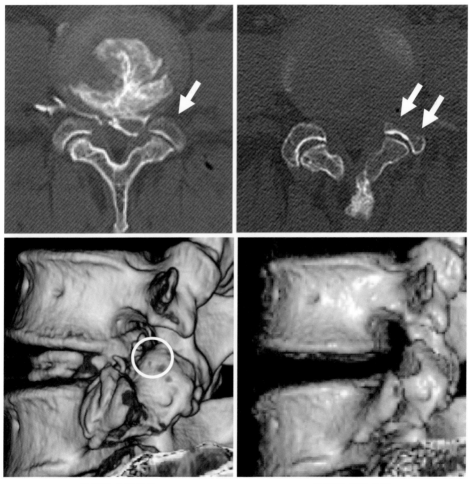

椎间孔成形术前　　　　　　　　　　　椎间孔成形术后

图 6.3　CT 扫描显示椎间孔在椎间孔成形术之前和之后的情况。切除 SAP 的尖端后，狭窄的椎间孔扩大了

孔狭窄的情况下，部分切除关节突关节和（或）椎弓根通常是有用的。

6.2.6　黄韧带切除及行走神经根的确认

椎间孔成形术后，将工作管道推进到椎间隙，可观察到蓝染的椎间盘，且可与黄韧带和硬膜外间隙相区别。为了观察行走神经根，将附着于侧隐窝的黄韧带从骨面上剥离并切除，以确认椎管内的硬膜外脂肪和行走神经根（图 6.4）。

6.2.7　腹侧硬膜外观察和髓核摘除术

硬膜外观察技术可以从腹侧硬膜外间隙观察突出的椎间盘碎块。鸭嘴型工作管道通常用于经椎间孔入路 FED 手术。在 inside-out 技术中，长壁的一面在腹侧，而在硬膜外观察时长壁的一面则在背侧。工作管道的长壁紧贴神经组织，包括行走神经根和硬膜。因此，这种技术对于摘除硬膜外间隙移位的椎间盘碎块是安全和可靠的。椎管内的 HNP 将变得可见，然后可以从工作管道外直接将突出椎间盘组织碎块摘除（图 6.5）。

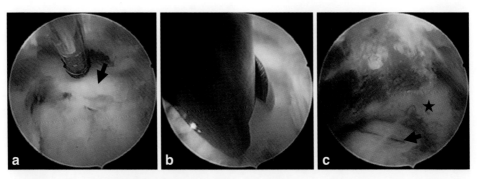

图 6.4 （a）SAP 和黄韧带之间的边界（黑色箭头）。（b）用咬骨钳去除黄韧带。（c）切除黄韧带后可以观察到硬膜外脂肪组织（黑星）和行走神经根（黑色箭头）

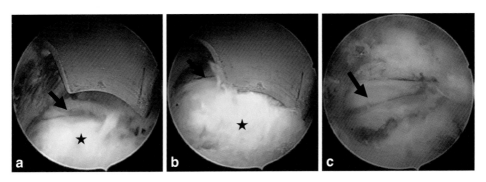

图 6.5　（a）在行走神经根的腹侧可以观察到突出椎间盘碎块。（b）将工作管道较长的一侧放入背侧，以保护神经根并取出 HNP 碎块。（c）可以确认行走神经根减压充分：行走神经根（黑色箭头），突出椎间盘（黑星）

6.2.8　止血

止血是采用弯曲的射频探头来实现的，射频探头也可用于寻找隐藏的椎间盘碎块。如果血压高，则通过降低血压或增加回流液的水压，以达到止血和保障视野的目的。

6.3　Inside-out 技术和 outside-in 技术的优缺点

在 inside-out 技术中，内镜操作是从椎间隙开始的，所以出血量少，不易损伤神经，被认为是 TELD 初期最安全的手术。然而，在局麻下将铅笔型扩张器或工作管道插入椎间隙时，患者可能会诉有严重的背痛。

在 outside-in 技术中，可以在不进入椎间隙的情况下将髓核摘除，并降低椎间盘内的压力。在入路过程中，局麻下将连续扩张套管和工作管道插入椎间盘，可以减少腰痛。在观察椎间盘内部时，还可以切除髓核和突出椎间盘。然而，在插入工作管道时需行椎间孔成形术切除骨质，这需要学习曲线。

6.4　TELD 的并发症

　　TELD 的并发症是出口神经根损伤。原因包括入路过程中的直接损伤、术中操作时工作管道压迫和术后血肿。局麻下的 TELD 可以在手术中直接监测神经根的刺激情况，从而避免直接损伤。此外，通过椎间孔成形术和 outside-in 技术，可以避免因工作管道压迫而导致的出口神经根损伤。TELD 从侧方入路，有腹腔脏器损伤和腹膜后血肿的风险，有必要在术前计划中确认脏器的位置。在 FED 手术中，由于使用了灌注液，硬膜外压力增加，有报道指出因颅内压升高导致癫痫发作 [15-17]。

6.5　讨论

　　通过 Yeung 等 [1-3] 的努力，建立了现行的经椎间孔入路 FED 系统。在日本，Dezawa 等 [4, 7, 8, 18, 19] 开发了用于 FED 的新设备，如超薄高速磨钻，促进了 FED 手术的进一步发展。我们使用了两种额外的技术来直接摘除硬膜外间隙的椎间盘碎块：硬膜外观察技术和椎间孔成形术 [12]。

　　包含型 HNP 是通过简单的经椎间孔入路 inside-out 技术摘除的良好指征。然而，对于经韧带型、脱出型或游离型 HNP，完全摘除是困难的。在这种情况下，我们需要额外的技术。经椎板间入路 [4] 和经椎板技术 [7] 是很好的选择，但这些技术不能在局麻下进行。经椎间孔入路硬膜外观察技术是另一种选择。它可以在局麻下并通过经椎间孔入路的方法进行。使用这种技术，人们可以从腹侧硬膜外间隙观察突出的椎间盘碎块。该技术可以观察到椎管的中央部分。

　　神经组织过度牵拉可能会导致麻痹。在文献中，已经报道了许多与 FED 相关的并发症。出口神经根损伤是经椎间孔入路的一个特殊并发症。经椎间孔入路硬膜外观察技术最有利的方面是它可以在局麻下进行。在手术过程中，患者可能会感到疼痛和麻木，且这些症状如果在术中有进展，患者会诉说。因此，该技术用于局麻下硬膜外间隙直接碎块切除是安全可靠的。然而，该技术对于椎间孔狭窄的患者有限制。如果将 8 mm 的工作管道通过狭窄的椎间孔插入，工作管道可能会挤压出口神经根，导致麻痹。对于这些患者,为了安全地将工作管道插入硬膜外间隙,必须行椎间孔成形术。

椎间孔成形术是使用高速磨钻进行 SAP 切除以扩大椎间孔的技术。椎间孔扩大后,工作管道可以插入且不会挤压出口神经根。Lee 等 [20] 指出,在通过狭窄的椎间孔插入工作管道时,椎间孔成形术对于避免出口神经根损伤至关重要。

一些作者报道了经椎间孔入路的 outside-in 技术 [10-12]。该技术使手术医生能够看到行走神经根和 HNP。Lewandrowski 评论说,outside-in 技术可能更适合主要由关节突关节肥大和 SAP 上移引起的椎间孔侧隐窝狭窄 [21]。

6.6 结论

在本章中,我们描述了使用 FED outside-in 技术行 TELD 的手术过程。FED 手术只需要 8 mm 的皮肤切口,是微创的椎间盘手术。对于 outside-in 技术,椎间孔成形术中 SAP 切除是一项重要技术。在局麻下行 FED 手术时,outside-in 技术可减少工作管道进入椎间盘时导致的疼痛,是一种非常有用的技术。局麻下的 FED 对老年患者有益,并且在将来会更受欢迎。我们应该同时掌握 TELD 的 outside-in 技术和 inside-out 技术。

参考文献

1. Yeung AT. The evolution of percutaneous spinal endoscopy and discectomy: state of the art. Mt Sinai J Med. 2000; 67: 327-32.

2. Yeung AT, Tsou PM. Posterolateral endoscopic excision for lumbar disc herniation: surgical technique, outcome, and complications in 307 consecutive cases. Spine. 2002; 27: 722-31.

3. Yeung AT, Yeung CA. Minimally invasive techniques for the management of lumbar disc herniation. Orthop Clin North Am. 2007; 38(3): 363-72.

4. Dezawa A, Sairyo K. New minimally invasive endoscopic discectomy technique through the interlaminar space using a percutaneous endoscope. Asian J Endosc Surg.

2011; 4(2): 94-8.

5. Sairyo K, Egawa H, Matsuura T, Takahashi M, Higashino K, Sakai T, et al. State of the art: transforaminal approach for percutaneous endoscopic lumbar discectomy under local anesthesia. J Med Investig. 2014; 61(3-4): 217-25.

6. Ruetten S, Komp M, Merk H, Godolias G. Use of newly developed instruments and endoscopes: full-endoscopic resection of lumbar disc herniations via the interlaminar and lateral transforaminal approach. J Neurosurg Spine. 2007; 6(6): 521-30.

7. Dezawa A, Mikami H, Sairyo K. Percutaneous endoscopic translaminar approach for herniated nucleus pulposus in the hidden zone of the lumbar spine. Asian J Endosc Surg. 2011; 5(4): 200-3.

8. Koga S, Sairyo K, Shibuya I, Kanamori Y, Kosugi T, Matsumoto H, et al. Minimally invasive removal of a recurrent lumbar herniated nucleus pulposus by the small incised microendoscopic discectomy interlaminar approach. Asian J Endosc Surg. 2012; 5(1): 34-7.

9. Gore S, Yeung A. The "inside-out" transforaminal technique to treat lumbar spinal pain in an awake and aware patient under local anesthesia: results and a review of the literature. Int J Spine Surg. 2014; 8: 28.

10. Kim HS, Adsul N, Kim KJ, Jang JS, Jang IT, Oh SH. Get ready for 100 years of active spine life using percutaneous endoscopic spine surgery (PESS). J Minim Invasive Spine Surg Tech. 2018; 3(1): 1-8.

11. Yoshinari H, Tezuka F, Yamashita K, Manabe H, Hayashi F, Ishihama Y, et al. Transforaminal full-endoscopic lumbar discectomy under local anesthesia in awake and aware condition: the inside-out and outside-in techniques. Curr Rev Musculoskelet Med. 2019; 12(3): 311-7.

12. Henmi T, Terai T, Hibino N, Yoshioka S, Kondo K, Goda Y, et al. Percutaneous endoscopic lumbar discectomy utilizing ventral epiduroscopic observation technique and foraminoplasty for transligamentous extruded nucleus pulposus: technical note. J Neurosurg Spine. 2016; 24(2): 275-80.

13. Sairyo K, Chikawa T, Nagamachi A. State-of-the-art transforaminal percutaneous endoscopic lumbar surgery under local anesthesia: discectomy, foraminoplasty, and ventral facetectomy. J Orthop Sci. 2018; 23(2): 229-36.

14. Henmi T, Terai T, Nagamachi A, Sairyo K. Morphometric changes of the lumbar intervertebral foramen after percutaneous endoscopic foraminoplasty under local anesthesia. J Neurol Surg A Cent Eur Neurosurg. 2018; 79(1): 19-24.

15. Choi G, Kang HY, Modi HN, Prada N, Nicolau RJ, Joh JY, et al. Risk of developing seizure after percutaneous endoscopic lumbar discectomy. J Spinal Disord Tech. 2011;

24(2): 83-92.

16. Choi I, Ahn JO, So WS, Lee SJ, Choi IJ, Kim H. Exiting root injury in transforaminal endoscopic discectomy: preoperative image considerations for safety. Eur Spine J. 2013; 22(11): 2481-7.

17. Sairyo K, Matsuura T, Higashino K, Sakai T, Takata Y, Goda Y, et al. Surgery related complications in percutaneous endoscopic lumbar discectomy under local anesthesia. J Med Investig. 2014; 61(3-4): 264-9.

18. Kitahama Y, Sairyo K, Dezawa A. Percutaneous endoscopic transforaminal approach to decompress the lateral recess in an elderly patient with spinal canal stenosis, herniated nucleus pulposus and pulmonary comorbidities. Asian J Endosc Surg. 2013; 6(2): 130-3.

19. Sairyo K, Kitagawa Y, Dezawa A. Percutaneous endoscopic discectomy and thermal annuloplasty for professional athletes. Asian J Endosc Surg. 2013; 6(4): 292-7.

20. Lee SH, Kang HS, Choi G, Kong BJ, Ahn Y, Kim JS, et al. Foraminoplastic ventral epidural approach for removal of extruded herniated fragment at the L5-S1 level. Neurol Med Chir (Tokyo). 2010; 50(12): 1074-8.

21. Lewandrowski KU. "Outside-in" technique, clinical results, and indications with transforaminal lumbar endoscopic surgery: a retrospective study on 220 patients on applied radiographic classification of foraminal spinal stenosis. Int J Spine Surg. 2014; 8: 26.

第7章　对高中运动员行全内镜下腰椎间盘切除术治疗

Fumitake Tezuka　著　　李东方　　王东平　译

摘要

　　诊断为腰椎间盘突出症的年轻运动员通常采用保守治疗。但是大部分患者时间有限，他们仅有 3 年高中时光。因为他们可能会错过重返体育活动的机会，故我们应该向他们提供方案，包括手术或非手术的治疗方案以及尽快恢复运动所需的时间。局麻下经椎间孔入路全内镜下腰椎间盘切除术可以说是年轻运动员最有价值的手术之一。

关键词

高中运动员·腰椎间盘突出症·TELD·重返赛场·体育活动

7.1　简介

　　腰椎间盘突出症在年轻人中比较常见。为了尽早恢复体育活动，年轻运动员有时需要手术干预。经椎间孔入路全内镜下腰椎间盘切除术（TELD）是一种创伤最小的腰椎间盘手术。因为它可在局麻下进行，只需 8 mm 的皮肤切口，并且对背部肌肉损伤最小。这对高中运动员来说是非常有益的，他们不但可以重返体育活动，也可以继续文化课的学习。

7.2　TELD 的手术适应证和禁忌证

这部分与成年患者情况相同。患者要能够理解该手术方式的优缺点，同时还需要在局麻下维持俯卧位。然后，我们在门诊常规进行术前椎间盘造影术检查，并验证 TELD 手术的第一个步骤——将穿刺针插入椎间隙这一操作可以顺利完成。

7.3　TELD 的手术步骤

麻醉、体位和术前用药的详细步骤见第 5 章和第 6 章。在高中生椎间盘退变并不严重，且其椎间盘内压力很高。在使用 inside-out 技术将工作管道插入椎间盘时，我们通常会注意到患者因疼痛引起的血管迷走神经反射，尤其是像高中生这样的年轻患者。因此，我们常规监测患者的心率和血压。当心率低于 60 次 / 分时，在手术前静脉注射阿托品，并且我们强烈建议采用 outside-in 技术来降低椎间盘内压力。

7.4　病例回顾

我们采用 TELD 治疗了 16 名患者（12 名男性和 4 名女性）。他们诊断为腰椎间盘突出症，并且在腰椎 MRI T2 加权图像上可见椎间盘源性腰痛的高信号区（high-intensity zone, HIZ）。他们的平均年龄为 16.6 岁（15～18 岁）。我们采用回顾性研究来评估体育活动、从症状出现到就诊的时间、病变椎间盘水平、围术期并发症以及重返体育活动的情况。这些患者从事的体育活动有棒球（5 名）、垒球（2 名）、篮球（2 名）、田径（2 名）、橄榄球（1 名）、美式足球（1 名）、足球（1 名）、手球（1 名）和拳击（1 名），从发病到来我们医院就诊的平均时间为 8.4 个月（1～26 个月）。所有患者均在局麻下进行 TELD 治疗。4 名被诊断为椎间盘源性腰痛的患者进行了额外的热凝纤维环成形术。12 名患者的病变椎间盘水平为 L4-L5，2 名患者为 L5-S1，另外 2 名患者同时出现 2 个节段的病变

（L3-L4 和 L4-L5、L4-L5 和 L5-S1)。没有发生诸如出口神经根损伤等围术期并发症。排除了 2 名患者，他们在来我院就诊前已经因疼痛而退役。剩下的 14 名患者中有 13 名患者可以恢复体育活动（92.9%)。返回体育活动所需的平均时间为 7 周（4 ~ 8 周)。这些结果不亚于以前采用显微椎间盘切除术治疗的研究结果（表 7.1)。

表 7.1　手术治疗和患者重返原有体育活动情况

第一作者	发表时间	病例数	年龄	手术方式	重返体育活动人数比例 (%)	所需时间 (周)
Watkins[1]	2012	75	28.1	显微椎间盘切除术	89	23.2
Earhart[2]	2013	40	32.2	显微椎间盘切除术	97.5	34.8
Yoshimoto[3]	2013	23	19.4	显微椎间盘切除术	82.6	10.8
我们的病例	2018	16	16.6	TELD	92.9	7

7.5　结论

　　一般来说，被诊断患有腰椎间盘疾病的年轻运动员也会采用口服止痛药、硬膜外类固醇注射、物理治疗和调整运动方式等保守治疗方式。然而，大多数患者的时间有限，只有 3 年的高中时间。从发病到他们来我们医院就诊，已经过去了很长时间。因为他们可能会错过重返体育活动的机会，因而我们应该向他们提供方案，包括手术或非手术的治疗方案以及尽快恢复运动所需的时间。

利益冲突和资金来源：无。
支持的来源：无。

参考文献

1. Watkins RG IV, Hanna R, Chang D, Watkins RG III. Return-to-play outcomes after microscopic lumbar diskectomy in professional athletes. Am J Sports Med. 2012; 40: 2530-5.
2. Earhart JS, Roberts D, Roc G, Gryzlo S, Hsu W. Effects of lumbar disk herniation on the careers of professional baseball players. Orthopedics. 2012; 35: 43-9.
3. Yoshimoto M, Takebayashi T, Ida K, Tanimoto K, Yamashita T. Microendoscopic discectomy in athletes. J Orthop Sci. 2013; 18: 902-8.

第 8 章　L5-S1 节段经椎间孔入路的技术

Fumitake Tezuka 著　李东方　王东平 译

摘要

　　TELD 的穿刺轨迹可能受到周围解剖结构的限制。由于髂嵴的阻挡，L5-S1 节段中央型腰椎间盘突出行 TELD 的技术要求比 L4-L5 节段更高。然而，在临床实际操作中，当我们在 L5-S1 椎间盘水平进行 TELD 时，通过 hand-down 技术和可能增加的椎间孔成形术来克服这种解剖学上的限制。

关键词

　　腰椎间盘突出症 · L5-S1 椎间盘 · TELD · 髂嵴 · 椎间孔成形术

8.1　简介

　　从 CT 图像的解剖学研究结果来看，L5-S1 椎间盘水平行经椎间孔入路全内镜下腰椎间盘切除术（TELD）的穿刺轨迹会受到周围解剖结构（如髂嵴）的限制 [1]。通常对于这种高髂嵴的 L5-S1 椎间盘突出症患者，我们可采用经椎板间入路全内镜下椎间盘切除术 [2, 3]、显微镜下椎间盘切除术 [4, 5] 或全麻下的常规开放式椎间盘切除术解决患者问题。然而，对于没有高髂嵴的 L5-S1 节段腰椎间盘突出症患者，TELD 可以是一种手术选择。

8.2　L5-S1 节段 TELD 的术前计划

采用 TELD 处理椎间孔外型和椎间孔型椎间盘突出症更容易。从另一方面来说，对于椎管内型 L5-S1 椎间盘突出症，行 TELD 的可行性取决于突出髓核（HNP）和髂嵴两者的位置关系。由于仅通过腰椎侧位 X 线片并不能完全评估髂嵴的高度，所以我们建议常规进行术前椎间盘造影和 CT 椎间盘造影（CTD）。CTD 有助于我们理解 HNP 与诸如髂嵴和上关节突等骨结构之间的三维关系，并可以帮助我们制定 TELD 的术前穿刺计划（图 8.1）。

8.3　TELD 的手术步骤

麻醉、体位和术前用药的详细步骤见其他章节。当采用 TELD 处理 L5-S1 节段时，我们强烈建议使用 outside-in 技术和椎间孔成形术。当将工作管道插入椎间孔后，我们可以使用高速磨钻进行椎间孔成形术，这将扩大 Kambin 安全三角并接近 HNP（图 8.2）。

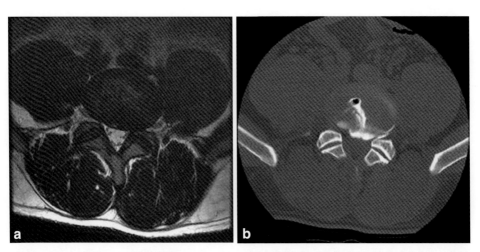

图 8.1　（a）术前 MRI 轴位图像，T2WI。L5-S1 椎管内型椎间盘左侧突出。（b）术前重建 CTD 显示 HNP 与周围骨性结构的解剖关系

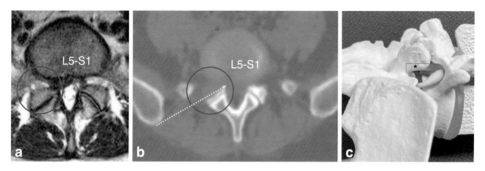

图 8.2 （a）术前 MRI 轴位图像，T2WI。L5-S1 椎管内型椎间盘右侧突出。红色圆圈表示术前上关节突（SAP）的厚度。（b）行椎间孔成形术并 TELD 术后重建 CT 图像。红色圆圈表示椎间孔成形术后 SAP 厚度变薄，黄色箭头表示可直接到达 HNP 的穿刺轨迹线。（c）星号（*）为椎间孔成形术的切割区域示意

　　图 8.3a 显示了椎间孔成形术时内镜视图；上关节突后可见被靛蓝胭脂红染色的部分 HNP。在椎间孔成形术后 TELD 可直接切除椎间盘碎块，之后我们可以获得 "half and half" 视图，并确保 S1 行走神经根获得充分减压（图 8.3b）。

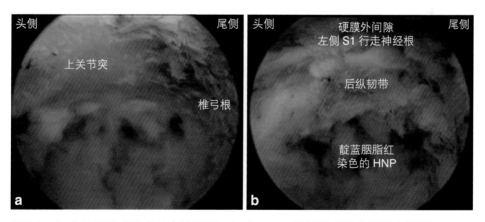

图 8.3 （a）椎间孔成形术的内镜视图。（b）TELD 椎间孔成形术后的内镜下 half and half 视图

8.4   结论

由于髂嵴的阻挡，致使需要更大的倾斜角度，L5-S1 椎间盘水平中央型 LDH 行 TELD 比 L4-L5 椎间盘水平的技术要求更高。然而，在临床实际操作中，当我们在 L5-S1 椎间盘水平进行 TELD 时，通过 hand-down 技术和可能增加的椎间孔成形术来克服这种解剖学上的限制。

利益冲突和资金来源：无。
支持的来源：无。

参考文献

1. Tezuka F, Sakai T, Abe M, et al. Anatomical considerations of the iliac crest on percutaneous endoscopic discectomy using a transforaminal approach. Spine J. 2017; 17(12): 1875-80.

2. Choi G, Lee SH, Raiturker PP, et al. Percutaneous endoscopic interlaminar discectomy for intracanalicular disc herniations at L5-S1 using rigid working channel endoscope. Neurosurgery. 2006; 58: ONS59-68.

3. Dezawa A, Sairyo K. New minimally invasive endoscopic discectomy technique through the interlaminar space using a percutaneous foraminoscope. Asian J Endosc Surg. 2011; 4: 94-8.

4. Foley KT, Smith MM. Microendoscopic discectomy. Tech Neurosurg. 1997; 3: 301-7.

5. Destandeau J. Technical features of endoscopic surgery for lumbar disc herniation: 191 patients. Neurochirurgie. 2004; 50: 6-10.

第三部分
腰椎管狭窄症减压术

第 9 章　椎间孔狭窄行全内镜下椎间孔成形术 / 椎间孔切开术

Kazuta Yamashita　著　李东方　陈浩谚　译

摘要

　　腰骶交界处的腰椎椎间孔狭窄尤其严重，因其解剖特征容易导致严重的疼痛和神经功能障碍。非融合微创全内镜下腰椎椎间孔成形术（full-endoscopic lumbar foraminoplasty, FELF）改良于经椎间孔入路全内镜下椎间盘切除术。我们可以在局麻下行 FELF。FELF 通过 8 mm 的皮肤切口进行，对椎旁肌的损伤最小；因此，该技术是目前治疗腰椎椎间孔狭窄最微创的腰椎手术。

　　腰椎椎间孔中有脊神经和背根神经节通过。作为坐骨神经痛的可能来源之一，腰椎椎间孔狭窄的病理学在 1927 年首次报道 [1, 2]。腰椎椎间孔狭窄的概念被定义为椎管外侧狭窄 [3]。临床腰椎椎间孔狭窄常被忽视，约 60% 的背部手术失败综合征伴有持续的术后症状 [4]。腰骶交界处的腰椎椎间孔狭窄尤其严重，因其解剖特征容易导致严重的疼痛和神经功能障碍。

　　现报道有两种手术方式来治疗椎间孔狭窄：脊柱融合术 [5-9] 和椎间孔成形术。其中，融合手术是金标准。另一种方法是非融合微创 FELF[10-13]，它是经椎间孔入路全内镜下椎间盘切除术的改良技术 [14-18]。FELF 可在局麻下开展，这对于高危患者，尤其是老年人和有严重合并症的患者是有益的。FELF 手术可通过 8 mm 的皮肤切口进行，对椎旁肌的损伤最小；因此，这种全内镜技术是目前可用的最微创腰椎手术。

在本章中，我们详细描述了 FELF 的适应证、术前准备和手术技术。

9.1　适应证

导致腰椎椎间孔狭窄的原因有多种，如椎体边缘骨折、退行性腰椎滑脱、退行性脊柱侧凸、椎间孔内腰椎间盘突出及上关节突骨赘等[19]。FELF 的最佳适应证是椎间孔内腰椎间盘突出和上关节突骨赘。基本上，经椎间孔入路全内镜下侧隐窝减压术（TE-LRD）适用于所有腰椎节段。进展性的腰椎滑脱和脊柱侧凸不是 FELF 的良好适应证，因为 FELF 术后这些疾病有进一步进展的可能。

9.2　术前准备

腰椎椎间孔狭窄在旁矢状位 MRI 上易于诊断。然而，选择性神经根阻滞术（selective nerve root block, SNRB）和 CT 扫描对于正确诊断椎间孔狭窄是必不可少的（图 9.1）。它们可以显示受累的脊神经根在椎间孔处受压。使用 MRI 或 CT 扫描，术者应测量穿刺点和穿刺角度，然后规划出骨切除范围（图 9.2）。

9.3　手术技术

手术在局麻下进行，患者俯卧于可透视的手术台上。皮肤穿刺点距离中线 6~8 cm。在穿刺点周围进行局麻后，将 18 G 脊柱穿刺针插入相应水平的椎间盘，并使用靛蓝胭脂红和对比剂的混合物进行术中椎间盘造影。在 C 臂机透视引导下将穿刺针插入椎间盘后，通过穿刺针将导丝插入，然后将穿刺针取出。做一个 8 mm 的皮肤切口，沿导丝将锥型扩张套管和工作管道插入椎间孔区。然后通过工作管道将内镜插入椎间孔区。使用高速磨钻小心去除骶骨上关节突的腹侧（图 9.3a）。接下来，可见到蓝染的略微隆起的突出髓核（HNP）（图 9.3b）。如果需要，可使用小髓

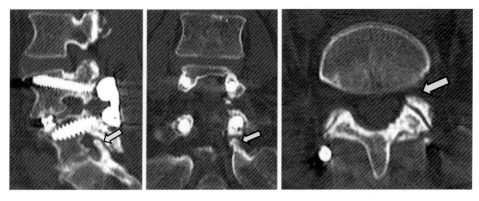

图 9.1　FELF 术前的 CT 扫描。CT 扫描显示 L4-L5 TLIF 术后，L5-S1 左侧骨性椎间孔狭窄。骶骨上关节突腹侧可见明显骨赘（箭头）

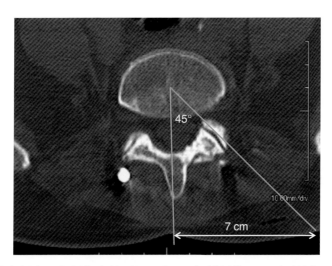

图 9.2　皮肤穿刺点和穿刺角度的测量。在 CT 扫描图像上，可测量与正中线的合适距离和角度。该患者皮肤穿刺点距离正中线 7 cm，穿刺角度为 45°

核钳和射频去除 HNP。通过小心切除上关节突腹侧残留部分，实现充分减压（图 9.3c）。然后取出内镜和工作管道，用一针缝合伤口，并覆盖无菌敷料。该手术通常在不到 60 分钟的时间内完成，而且失血量有限。手术后 2 小时，患者可以自由站立和行走。FELF 术后的 CT 扫描显示左侧椎间孔充分减压（图 9.4）。

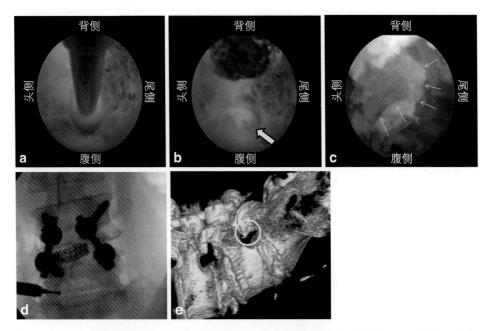

图 9.3　术中内镜视图。(a) 用高速磨钻去除增生骨赘。(b) 显露蓝染的髓核 (箭头)。(c) 切除上关节突腹侧残留部分 (箭头)。(d) 内镜操作完成后透视。(e) 三维 CT 中的圆圈显示内镜视野的区域

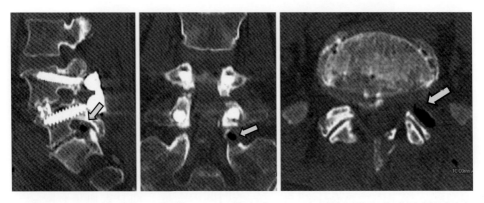

图 9.4　FELF 术后的 CT 扫描。CT 扫描显示 L5-S1 左侧椎间孔充分减压 (箭头)

9.4　结论

FELF 在局麻下通过 8 mm 的皮肤切口进行，对椎旁肌的损伤最小，因此该技术是目前治疗腰椎椎间孔狭窄最微创的腰椎手术。

参考文献

1. Putti V. New conceptions in the pathogenesis of sciatic pain. Lancet. 1927; 2: 53-60.
2. Mitchell C. Lumbosacral facetectomy for relief of sciatic pain. J Bone Joint Surg Br. 1934; 36-B: 230-7.
3. Arnoldi CC, Brodsky AE, Cauchoix J, Crock HV, Dommisse GF, Edgar MA, Gargano FP, Jacobson RE, Kirkaldy-Willis WH, Kurihara A, Langenskiold A, Macnab I, McIvor GW, Newman PH, Paine KW, Russin LA, Sheldon J, Tile M, Urist MR, Wilson WE, Wiltse LL. Lumbar spinal stenosis and nerve root entrapment syndromes. Definition and classification. Clin Orthop Relat Res. 1976; 115: 4-5.
4. Burton CV, Kirkaldy-Willis WH, Yong-Hing K, Heithoff KB. Causes of failure of surgery on the lumbar spine. Clin Orthop Relat Res. 1981; 157: 191-9.
5. Orita S, Yamagata M, Ikeda Y, Nakajima F, Aoki Y, Nakamura J, Takahashi K, Suzuki T, Ohtori S. Retrospective exploration of risk factors for L5 radiculopathy following lumbar floating fusion surgery. J Orthop Surg Res. 2015; 10: 164.
6. Alimi M, Hofstetter CP, Tsiouris AJ, Elowitz E, Härtl R. Extreme lateral interbody fusion for unilateral symptomatic vertical foraminal stenosis. Eur Spine J. 2015; 24(3): 346-52.
7. Jenis LG, An HS, Gordin R. Foraminal stenosis of the lumbar spine: a review of 65 surgical cases. Am J Orthop (Belle Mead NJ). 2001; 30(3): 205-11.
8. Merckaert S, Pierzchala K, Kulik G, Schizas C. Influence of anatomical variations on lumbar foraminal stenosis pathogenesis. Eur Spine J. 2015; 24(2): 313-8.
9. Lin JH, Chiang YH. Unilateral approach for bilateral foramen decompression in minimally invasive transforaminal interbody fusion. World Neurosurg. 2014; 82(5): 891-6.
10. Yeung A, Gore S. Endoscopic foraminal decompression for failed back surgery syndrome under local anesthesia. Int J Spine Surg. 2014; 8 https://doi.org/10.14444/1022. eCollection.

11. Ahn Y, Oh HK, Kim H, Lee SH, Lee HN. Percutaneous endoscopic lumbar foraminotomy: an advanced surgical technique and clinical outcomes. Neurosurgery. 2014; 75(2): 124-33.

12. Ruetten S, Komp M, Merk H, Godolias G. Use of newly developed instruments and endoscopes: full-endoscopic resection of lumbar disc herniations via the interlaminar and lateral transforaminal approach. J Neurosurg Spine. 2007; 6(6): 521-30.

13. Henmi T, Terai T, Hibino N, Yoshioka S, Kondo K, Goda Y. Percutaneous endoscopic lumbar discectomy utilizing ventral epiduroscopic observation technique and foraminoplasty for transligamentous extruded nucleus pulposus: technical note. J Neurosurg Spine. 2015; 13: 1-6.

14. Yeung AT. The evolution of percutaneous spinal endoscopy and discectomy: state of the art. Mt Sinai J Med. 2000; 67: 327-32.

15. Yeung AT, Tsou PM. Posterolateral endoscopic excision for lumbar disc herniation: surgical technique, outcome, and complications in 307 consecutive cases. Spine. 2002; 27: 722-31.

16. Yeung AT, Yeung CA. Minimally invasive techniques for the management of lumbar disc herniation. Orthop Clin North Am. 2007; 38(3): 363-72.

17. Sairyo K, Egawa H, Matsuura T, Takahashi M, Higashino K, Sakai T, Suzue N, Hamada D, Goto T, Takata Y, Nishisho T, Goda Y, Sato R, Tsutsui T, Tonogai I, Kondo K, Tezuka F, Mineta K, Sugiura K, Takeuchi M, Dezawa A. State of the art: transforaminal approach for percutaneous endoscopic lumbar discectomy under local anesthesia. J Med Investig. 2014; 61(3-4): 217-25.

18. Sairyo K, Nagamachi A. State-of-the-art management of low back pain in athletes: instructional lecture. J Orthop Sci. 2016; 21(3): 263-72.

19. Epstein NE. Foraminal and far lateral lumbar disc herniations: surgical alternatives and outcome measures. Spinal Cord. 2002; 40(10): 491-500.

第 10 章　全内镜下侧隐窝减压术 （关节突关节腹侧切除术）

Kazuta Yamashita 著　李东方　陈浩谚 译

摘要

　　腰椎管狭窄症（lumbar spinal stenosis, LSS）可分为三种类型：椎间孔狭窄、侧隐窝狭窄和中央管狭窄。经椎间孔入路全内镜下侧隐窝减压术（TE-LRD）采用微创新式内镜技术，可以使椎间孔狭窄和侧隐窝狭窄都获得减压。我们将此命名为全内镜下关节突关节腹侧切除术［full-endoscopic ventral facetectomy; Sairyo et al., J Orthop Sci 23(2): 229-36, 2018］。TE-LRD 对患有 LSS 且由于多种合并症导致一般状况较差的老年患者有很大益处，因为它可以在局麻下进行。在本章中，我们将详细介绍这种新技术。

　　TE-LRD 是过去 10 年中逐渐完善的腰椎内镜手术，只需要 8 mm 的皮肤切口，对椎旁肌的损伤最小。因此，它被认为是脊柱外科的一种微创技术。在这 10 年中，全内镜下椎间盘切除术已应用于 LSS，在局麻下经椎间孔入路（transforaminal, TF）可用于椎间孔狭窄，而全麻下经椎板间入路（interlaminar, IL）可用于中央管和侧隐窝狭窄。在本章中，我们描述了使用经椎间孔入路同时减压侧隐窝和椎间孔狭窄。TE-LRD 使椎间孔和侧隐窝狭窄都可获得减压 [1-3]。TE-LRD 对患有 LSS 且由于多种合并症导致一般状况较差的老年患者有很大益处，因为它可以在局麻下进行。

10.1 适应证

LSS 可分为三种类型：椎间孔狭窄、侧隐窝狭窄和中央管狭窄 [4]。如第 9 章所述，椎间孔狭窄可采用全内镜下腰椎椎间孔成形术（FELF）治疗。TE-LRD 的最佳适应证是伴有椎间盘突出的单侧侧隐窝狭窄。从另一个方面来说，黄韧带肥厚的中央管狭窄不适合采用该技术治疗。通常，由于穿刺角度的原因，运用该技术很难完全去除肥厚的黄韧带，而部分切除肥厚的黄韧带并不足以缓解病情。此外，进展性的腰椎滑脱和脊柱侧凸不是 TE-LRD 良好的适应证，因为该技术治疗后这些疾病有进一步进展的可能。虽然 TE-LRD 适用于所有腰椎节段，但我们有时会在伴高髂嵴的 L5-S1 病例中遇到困难。

10.2 术前准备

腰椎侧隐窝狭窄可通过轴位 MRI 和 CT 脊髓造影来诊断（图 10.1）。利用这些影像结果，术者可测量穿刺点和穿刺角度，并规划出骨切除范围。这部分操作与在第 9 章所描述 FELF 的方法相同（图 10.1b）。

10.3 手术技术

这是一种 FELF 技术（如第 9 章所述）的改良。在使用 FELF 技术扩大椎间孔后，工作管道进一步进入椎管。TE-LRD 需要进一步去除 SAP。我们通常从 SAP 侧面开始磨削 SAP，然后将工作管道移至 SAP 的尖端。从尖端至椎弓根进一步磨削 SAP。在使用手术磨钻进行磨削的过程中，我们将手的位置逐渐向下改变（hand-down 技术，图 10.2），以便侧隐窝可以获得减压。通过这一操作可以将关节突关节间隙和黄韧带暴露出来（图 10.3a）。SAP 可完全磨削去除，因此可以在内镜下同时获得椎间孔和侧隐窝减压（图 10.3b）。在椎弓根周围可看见完全减压的行走神经根（图 10.3c）。行走神经根的外侧面可完全显露出来。该手术通常可以在不到

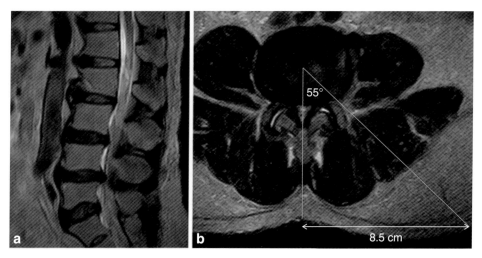

图 10.1　术前通过 MRI 测量穿刺距离和穿刺角度。TE-LRD 手术前的 MRI 显示 L4-L5 节段双侧侧隐窝狭窄（a、b）。利用轴位 MRI，可测量与正中线的合适距离和角度。该患者的皮肤穿刺点距离正中矢状线 8.5 cm，穿刺角度为 55°

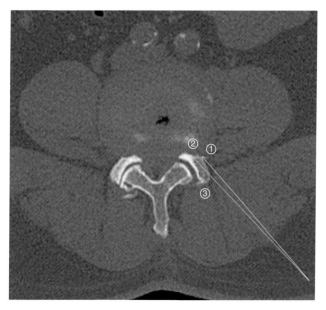

图 10.2　术前轴位 CT 和磨削角度规划（hand-down 技术）。通过 CT 扫描，术者可以得到 SAP 磨除范围的规划。首先，工作管道应放置在 SAP 的外侧，SAP 磨削应从外向内进行，并向下改变手的位置（① → ② → ③）

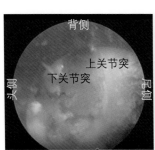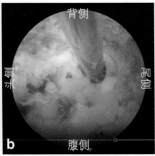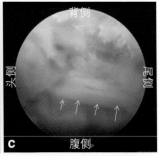

图 10.3　术中内镜下视图。（a）使用高速磨钻，暴露关节突关节间隙和黄韧带。（b）SAP 磨削后，暴露黄韧带和蓝染的髓核。红色是椎弓根。（c）在完全切除 SAP 和部分切除黄韧带后，显露行走神经根的外侧（箭头）

80 分钟的时间内完成，而且失血量有限。最后通过工作管道放置一根引流管，以防止术后血肿。手术后 2 小时，患者可以自由站立和行走。如图 10.4 所示，关节突关节腹侧切除，侧隐窝扩大；因此，这种手术也被称为全内镜下腰椎关节突关节腹侧切除术（full-endoscopic lumbar ventral facetectomy, FEVF）。使用这种技术可以在局麻下同时使侧隐窝狭窄和椎间孔狭窄减压。

10.4　结论

通过评估包括背部肌肉在内的脊柱结构损伤以及手术麻醉方式等因素，目前 TE-LRD/ 关节突关节腹侧切除术被认为是一种微创技术。使用这种技术，椎间孔狭窄和侧隐窝狭窄都可以获得减压。随着老龄化社会的进展，与全麻相比，局麻对老年人来说是创伤较小的。

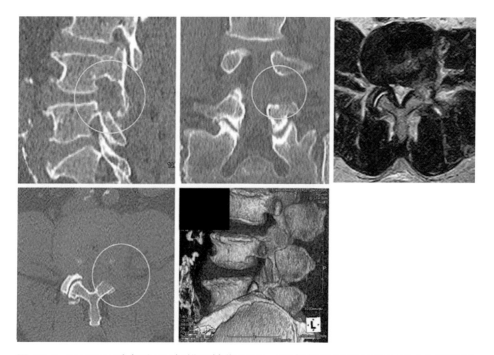

图 10.4　TE-LRD 手术后 CT 扫描和轴位 MRI。CT 扫描和 MRI 显示 L4-L5 左侧椎间孔和侧隐窝（圆形）充分减压

参考文献

1. Sairyo K, Chikawa T, Nagamachi A. State-of-the-art transforaminal percutaneous endoscopic lumbar surgery under local anesthesia: discectomy, foraminoplasty, and ventral facetectomy. J Orthop Sci. 2018; 23(2): 229-36.

2. Kapetanakis S, Gkantsinikoudis N, Papathanasiou JV, Charitoudis G, Thomaidis T. Percutaneous endoscopic ventral facetectomy: an innovative substitute of open decompression surgery for lateral recess stenosis surgical treatment? J Craniovertebr Junction Spine. 2018; 9(3): 188-95.

3. Lewandrowski KU. Readmissions after outpatient transforaminal decompression for lumbar foraminal and lateral recess stenosis. Int J Spine Surg. 2018; 12(3): 342-51.

4. Steurer J, Roner S, Gnannt R, Hodler J. Quantitative radiologic criteria for the diagnosis of lumbar spinal stenosis: a systematic literature review. BMC Musculoskelet Disord. 2011; 12: 175.

第四部分

纤维环热凝成形术
（full-endo TA）

第 11 章　适应证和高信号区（HIZ）

Yoichiro Takata 著　万　超　庄文德 译

摘要

在腰椎 MRI T2 加权像上，高信号区（HIZ）位于椎间盘后方纤维环。HIZ 通常被认为是椎间盘内部破裂或纤维环撕裂的一个征象。对于带有 HIZ 的椎间盘源性腰痛（discogenic low back pain, DLBP），可以通过 MRI 检查在目标椎间盘发现高信号区，诱发性椎间盘造影时造影剂渗漏至撕裂的纤维环可获得诊断。带有 HIZ 的椎间盘源性腰痛可以在局麻下行全内镜下纤维环热凝成形术（thermal annuloplasty, TA）来治疗。DLBP 行全内镜下 TA 治疗的手术指征是保守治疗无效，且在目标椎间盘造影期间诱发症状一致腰痛的病例。

关键词

高信号区·MRI·椎间盘造影

11.1　背景

椎间盘是一个多层结构，包含一个髓核、一个仅在表面有神经纤维的纤维环以及两个覆盖椎体上下表面的软骨终板。椎间盘最主要的功能是为脊柱传导负荷和提供弹性。

随着年龄增长，椎间盘退变进展，神经纤维向内生长，包括伤害性纤维（对有害刺激做出反应的感觉神经元）以及血管性肉芽肿组织深入至纤维环[1]，从而导致椎间盘源性腰痛（DLBP）。

DLBP 的治疗主要是保守治疗。对保守治疗无效的患者可采取手术治疗。手术方式包括椎间盘和椎板切除术、椎间融合术或人工椎间盘置换术。然而，此类手术治疗需要全麻，皮肤切口较大，正常脊柱活动能力丢失，并且需要较长的恢复时间。微创手术有很多优势，包括皮肤切口小，失血少，对椎旁肌侵袭少，术后感染风险低，以及康复时间短。

11.2　HIZ 的定义

1992 年 Aprill 和 Bogduk 首次报道了 HIZ，是在腰椎 MRI T2 加权像上纤维环内的高信号区（图 11.1）。HIZ 被认为是椎间盘内部破裂或纤维

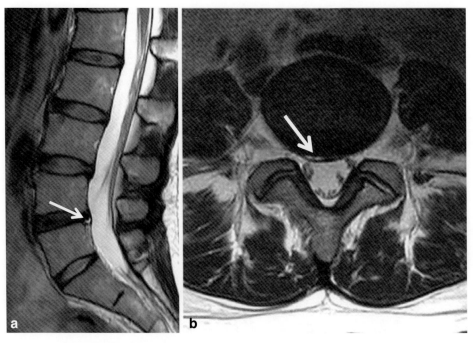

图 11.1　MRI T2 加权像上矢状位（a）和轴位（b）纤维环后方的高信号区（白色箭头）

环撕裂的一个征象。通常，HIZ 被定义为在 MRI T2 加权像上的高信号，位于纤维环的后方，与髓核信号明显分离，被低信号的纤维环包围，同时又明显比同节段的脑脊液信号更高。

11.2.1　HIZ 的流行病学

LBP 患者中出现 HIZ 的患病率为 28% ~ 59%，无症状患者中的患病率为 3.2% ~ 56%[2-9]。一项对 LBP 患者的前瞻性观察研究表明，LBP 患者中有 59% HIZ 阳性，无 LBP 患者有 24% HIZ 阳性[2]。

11.2.2　HIZ 的部位

HIZ 主要出现在纤维环的后部。然而最近的一些报道显示，出现在纤维环后外侧的类似病变也可以称为 HIZ[6, 10-12]。另一项研究报告，在一项大规模人群研究中 42.4% 的 HIZ 出现在纤维环前部[13]。他们根据 HIZ 在 T1 加权像（T1W）上信号强度的区别把它分为三种类型（低、高和等强度）。HIZ 在 T1W 上等强度最常见（71.8%），然后是 T1W 高强度（21.4%），最后为 T1W 低强度（6.8%）。超过 2/3 的 HIZ 出现在下腰椎节段（L4-L5 和 L5-S1）[7, 10-12]。多节段 HIZ 出现的概率为 16.5%[12]，且多节段 HIZ 病例中有 75% HIZ 出现在相邻椎间盘。

11.2.3　HIZ 的病理学

HIZ 的组织学检查显示在纤维环的外部区域形成血管性肉芽肿组织。免疫组化分析在 HIZ 中发现大量肿瘤坏死因子和 CD68 阳性细胞[14]。

11.2.4　HIZ 的自然史

对 HIZ 患者的随访研究表明，在 1~4 年内，26.6% 的患者症状消失，14% 的患者症状改善，18.8% 的患者症状恶化，40.6% 的患者症状无变化。在症状改善的腰痛病例中，25% 的患者 HIZ 消失，50% 的患者无变化，剩下的患者加重。HIZ 变化与主观症状之间无显著相关性 [9]。

11.3　椎间盘源性腰痛（DLBP）合并 HIZ 的诊断

准确的诊断对于治疗 DLBP 十分重要。DLBP 的典型症状是前屈时出现显著疼痛，而后伸时无疼痛，休息时疼痛改善。缺乏特征性的症状让 DLBP 诊断起来十分困难。

MRI 和椎间盘造影是诊断 DLBP 最重要的方法。椎间盘造影发现造影剂通过纤维环裂隙渗漏至硬膜外间隙是 HIZ 阳性 DLBP 患者最重要的诊断依据（图 11.2）。研究显示在形态学异常的椎间盘中，HIZ 阳性椎间

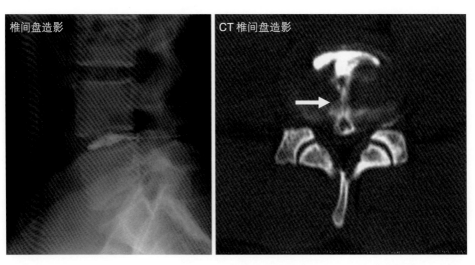

图 11.2　椎间盘造影和 CT 椎间盘造影显示造影剂通过纤维环后方的裂隙渗漏，称为毒性／痛性纤维环撕裂（白色箭头）

盘和椎间盘造影激发试验引起确切或者症状一致 LBP 之间存在着显著联系。如果 HIZ 出现在多个节段，可行每个节段的椎间盘造影激发试验来明确责任椎间盘节段。

11.4　纤维环热凝成形术

有多种微创手术用于 DLBP 的治疗，已报道如椎间盘内电热疗法（intradiscal electrothermal therapy, IDET）以及椎间盘内注药及全内镜下纤维环热凝成形术（full-endoscopic thermal annuloplasty, full-endo TA）。Tsou 等首先报道了 full-endo TA[15] 利用后方经椎间孔入路选择性内镜下椎间盘切除来治疗慢性 DLBP。full-endo TA 是微创手术，可以在局麻下通过 8 mm 的皮肤切口完成。它的优点是通过脊柱内镜可以在直视下观察退变的椎间盘和纤维环撕裂。与 full-endo TA 相比，IDET 最大的区别是可以在直视下观察到退变或者破裂的纤维环。全内镜手术通常会用到靛蓝胭脂红。这是一种蓝色染料，用于椎间盘内染色。直视下可见靛蓝胭脂红选择性地染色酸性更强、碎块化的退变髓核。通过内镜下视野，可以将射频插入已经被靛蓝胭脂红染色的髓核内。退变的髓核组织也能被靛蓝胭脂红染色并且能通过髓核钳摘除。HIZ 部位可使用带交流电（1.7 ~ 4.0 MHz）的射频电凝（Trigger-Flex® 双极电凝）进行消融（图 11.3）。

11.5　适应证

对 DLBP 行 TA 治疗的手术适应证包括反复的慢性腰痛、保守治疗无效、刺激性疼痛以及对目标椎间盘行椎间盘阻滞时可暂时性缓解疼痛。如果将造影剂注入椎间隙能诱发症状一致的强烈疼痛，那么这个椎间盘将被认为是疼痛来源。full-endo TA 对于中央型椎间盘突出合并 HIZ 的病例有效[16]。full-endo TA 和经椎间孔入路 FED 手术入路相同，所有可以通过经椎间孔入路进行治疗的病例都适合。

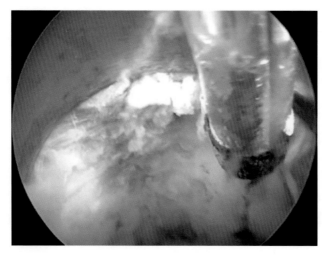

图 11.3　内镜下视野显示消融红色髓核，表明有炎症和（或）新血管长入椎间盘碎块，用射频双极电凝进行消融

11.6　禁忌证

Full-endo TA 技术不适合广泛的椎间盘退变、椎间盘塌陷以及症状性麻痹的患者。脊柱畸形合并不稳、感染、肿瘤的患者也不是 full-endo TA 技术的合适病例。在不损伤终板的情况下，椎间隙严重塌陷的患者难以插入内镜。椎管狭窄合并麻痹和神经根病变需通过全麻下椎板切除术治疗。游离型椎间盘突出也不能仅仅通过 TA 技术治疗。

参考文献

1.　Coppes MH, Marani E, Thomeer RT, Groen GJ. Innervation of "painful" lumbar discs. Spine (Phila Pa 1976). 1997; 22(20): 2342-9.

2.　Carragee EJ, Paragioudakis SJ, Khurana S. Volvo Award winner in clinical studies: lumbar high-intensity zone and discography in subjects without low back problems. Spine (Phila Pa 1976). 2000; 25: 2987.

3. Ricketson R, Simmons JW, Hauser BO. The prolapsed intervertebral disc. The high-intensity zone with discography correlation. Spine (Phila Pa 1976). 1997; 21(23): 2758-62.

4. Park K-W, Song K-S, Chung JY, Choi J-M, Lee J-H, Lee C-K, et al. High-intensity zone on L-spine MRI: clinical relevance and association with trauma history. Asian Spine J. 2007; 1(1): 38-42.

5. Takatalo J, Karppinen J, Niinimaki J, Taimela S, Mutanen P, Sequeiros RB, et al. Association of modic changes, Schmorl's nodes, spondylolytic defects, high-intensity zone lesions, disc herniations, and radial tears with low back symptom severity among young Finnish adults. Spine (Phila Pa 1976). 2012; 37: 1231-9.

6. Liu C, Cai H-X, Zhang J-F, Ma J-J, Lu Y-J, Fan S-W. Quantitative estimation of the high-intensity zone in the lumbar spine: comparison between the symptomatic and asymptomatic population. Spine J. 2014; 14: 391-6.

7. Lam KS, Carlin D, Mulholland RC. Lumbar disc high-intensity zone: the value and significance of provocative discography in the determination of the discogenic pain source. Eur Spine J. 2000; 9(1): 36-41.

8. Rankine JJ, Gill KP, Hutchinson CE, Ross ER, Williamson JB. The clinical significance of the high-intensity zone on lumbar spine magnetic resonance imaging. Spine (Phila Pa 1976). 1999; 24(18): 1913.

9. Mitra D, Cassar-Pullicino VN, McCall IW. Longitudinal study of high intensity zones on MR of lumbar intervertebral discs. Clin Radiol. 2004; 59(11): 1002-8.

10. Saifuddin A, Braithwaite I, White J, Taylor BA, Renton P. The value of lumbar spine magnetic resonance imaging in the demonstration of anular tears. Spine (Phila Pa 1976). 1998; 23(4): 453-7.

11. Schellhas KP, Pollei SR, Gundry CR, Heithoff KB. Lumbar disc high-intensity zone. Correlation of magnetic resonance imaging and discography. Spine (Phila Pa 1976). 1996; 21(1): 79-86.

12. Wang Z-X, Hu Y-G. High-intensity zone (HIZ) of lumbar intervertebral disc on T2-weighted magnetic resonance images: spatial distribution, and correlation of distribution with low back pain (LBP). Eur Spine J. 2012; 21(7): 1311-5.

13. Teraguchi M, Samartzis D, Hashizume H, Yamada H, Muraki S, Oka H, et al. Classification of high intensity zones of the lumbar spine and their association with other spinal MRI phenotypes: the Wakayama spine study. PLoS One. 2016; 11: 1-15.

14. Dongfeng R, Hou S, Wu W, Wang H, Shang W, Tang J, et al. The expression of tumor necrosis factor-α and CD68 in high-intensity zone of lumbar intervertebral disc on magnetic resonance image in the patients with low back pain. Spine (Phila Pa 1976).

2011; 36(6): E429-33.

15. Tsou PM, Yeung CA, Yeung AT. Posterolateral transforaminal selective endoscopic discectomy and thermal annuloplasty for chronic lumbar discogenic pain: a minimal access visualized intradiscal surgical procedure. Spine J. 2004; 4: 564-73.

16. Ahn Y, Lee S-H. Outcome predictors of percutaneous endoscopic lumbar discectomy and thermal annuloplasty for discogenic low back pain. Acta Neurochir. 2010; 152: 1695-702.

第 12 章　对运动员行全内镜下纤维环热凝成形术

Hiroaki Manabe　著　万　超　庄文德　译

摘要

许多脊柱反复负重的运动员都患有腰痛。尽管首选保守治疗，但对于保守治疗无效或希望尽早康复的运动员，手术仍是一种选择。运动员应尽可能采用微创治疗。全内镜手术是当前治疗腰痛的微创手术之一。目前采用全内镜下椎间盘切除术（FED）联合纤维环热凝成形术（TA）治疗椎间盘源性疼痛。FED/TA 具有能够在内镜直视下观察退变的椎间盘和撕裂的纤维环，以及不损伤椎旁肌而到达椎间盘的优势，可以安全而准确地施行。由于这些原因，FED/TA 有助于精英运动员尽早重返竞技体育。在本章中，我们报道 FED/TA 在精英运动员椎间盘源性腰痛治疗中的作用。

关键词

腰痛·全内镜手术·纤维环热凝成形术·精英运动员

12.1　简介

许多精英运动员在其职业生涯中至少经历过一次腰背痛。腰背痛是一个严重的问题，需要早期诊断和恰当治疗。其中，椎间盘引起的疼痛相对常见，占所有腰背痛病例的 26% ~ 42%[1-3]。腰痛常常选择保守治疗，但经保守治疗疼痛不缓解或者渴望早期重返赛场的患者则可能需要手术治疗。对运动员采取手术治疗时最好是微创的。由 Yeung 和 Tsou[4] 发明的全内镜下椎间盘切除术（FED）是目前治疗腰背痛创伤最小的方式之一，并且正变得越来越流行。FED 手术通常在局麻下经椎间孔入路实施，手术切口只需 8 mm。它十分微创，并且能保护椎旁肌[5, 6]。FED 手术通常用于治疗慢性椎间盘源性腰痛[7, 8]。在选择性切除退变椎间盘后，可通过使用双极的纤维环热凝成形术（TA）对撕裂的纤维环进行烧灼（图12.1）。据报道，这种手术（FED/TA）是椎间盘源性疼痛的有效治疗方法[9]。

　　本章介绍对运动员行 FED/TA 手术治疗的策略，并报道患有腰背痛的精英运动员通过 FED/TA 手术获得合适治疗的病例。

12.2　适应证

12.2.1　椎间盘源性疼痛

　　在一些病例，没有典型的影像学表现，如高信号区（HIZ），则需要进行充分的术前检查以明确诊断。

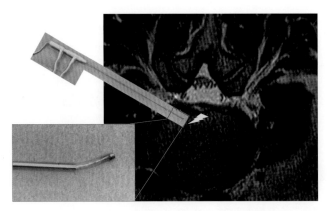

图 12.1　图片显示用双极探头电凝受损的纤维环，其具有高信号区表现和痛性纤维环撕裂导致腰痛

12.3 诊断

椎间盘源性疼痛有时被当作不明原因的腰背痛来治疗，因为有些病例仅凭体格检查和影像学表现难以诊断。不同于椎间盘突出，椎间盘源性疼痛通常没有典型的下肢症状作为特异性体征。在典型病例中，腰痛是由于前屈时增加了椎间盘的负荷而引起的。HIZ 是一个重要的影像学表现，反映继发的炎症改变在纤维环前方逐渐增加[10]并在 MRI T2 加权像上显示纤维环后方高信号改变。椎间盘造影和椎间盘阻滞是明确诊断不可或缺的。通过椎间盘造影诱发的疼痛复制以及随后椎间盘阻滞引起的疼痛消失来确认椎间盘源性疼痛的诊断。

12.4 术前准备

通过术前俯卧位椎间盘造影和 CT 影像可以确定手术中预计的合适穿刺点。此外，仔细确认 CT 椎间盘造影和（或）MRI 检查上造影剂渗漏的位置和（或）HIZ，并与平片相对应。

12.5 手术技术

12.5.1 穿刺点

虽然 FED 手术有几种手术入路，此项技术采取经椎间孔入路。除了能够在侵犯椎旁肌最小的情况下到达椎间盘外，它还可以直接精确地治疗 HIZ 和纤维环撕裂。此外，因为能够在局麻下进行手术，所以全身状况较差的患者也能耐受手术。尽管穿刺点取决于骨盆的高度，但通常距中线旁开 6 ~ 8 cm，并且建议标记出术前行椎间盘造影时的穿刺点。皮肤切口应为 8 mm，这恰好是内镜的宽度。横切口的优点是伤口不明显，内镜易于控制。

12.5.2　内镜

如果没有合并椎间盘突出或者椎间孔狭窄，基本上会采用 inside-out 技术。首先，在穿刺点用 1% 利多卡因做局麻，然后逐层麻醉筋膜层及肌肉层，直至纤维环。然后，用一根 21 G 穿刺针经 Kambin 三角穿刺至椎间盘。穿刺针直径能够允许导丝通过，并且需要通过 X 线透视确认穿刺针针尖处于紧贴病变部位下方的最佳位置。然后注射 1% 利多卡因和含有靛蓝胭脂红的造影剂。此时，可能因椎间盘内压力升高而诱发腰痛。通过穿刺针插入导丝，然后安装逐级扩张套管扩大穿刺路径，以引导工作管道进入椎间盘。通过对纤维环进行局麻，减少插入过程中的疼痛。如果由于刺激出口神经根而难以将内镜直接置入椎间盘，根据 outside-in 技术（见第六章）将入路调整为从外向内进行，或用磨钻扩大椎间孔，神经根的活动范围会得到改善，手术可以在不刺激神经根的情况下进行。通过将手术切口内移可以避免出口神经根刺激性疼痛，但这将使到达病变部位变得困难。在这一手术中，准确到达病变部位很重要，可以理解为穿刺到达点的不同很大程度上取决于穿刺角度。当将内镜置入椎间盘后，通过鸟瞰视野确认纤维环后方是否有可观察的角度。

12.5.3　切除退变的椎间盘

当置入内镜后，可施行髓核摘除术去除退变的椎间盘。如果在椎间盘内操作时患者突然诉说疼痛，预示着接近病变区域。在这种情况下，需要在适当烧灼的同时，一点一点地移除周围被靛蓝胭脂红染色的髓核组织。切除周围软组织后通常会显露出红色的痛性纤维环撕裂（图 12.2）。如果在手术中 HIZ 或痛性纤维环撕裂不清楚[10]，可将术中透视时内镜的位置和术前 CT 图像上造影剂渗漏的位置进行比较。在确定位置时，通过投照双极尖端，很容易获得与当前治疗位置相匹配的图像。

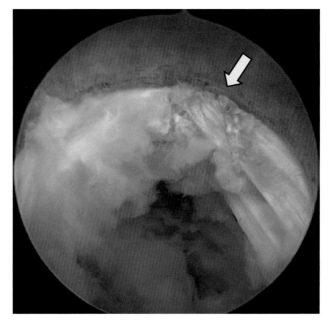

图 12.2 箭头显示红色痛性纤维环撕裂

12.5.4 HIZ 和痛性纤维环撕裂的治疗

当双极尖端刺激对应于 HIZ 的红色区域时，患者通常会抱怨剧烈疼痛。在这种情况下，通常从红色区域周围开始烧灼，逐渐向中心推进，最后整个损伤区域被烧灼和电凝。在我们医院，使用 Elliquence 公司制造的可弯曲的双极射频消融器（纽约，美国），不仅有助于烧灼电凝损伤区域，并且能够止血和气化软组织。高频无线电波为 2 MHz 或更高频率的短波，可高密度、集中地作用于损伤组织，以减少周围组织的损伤。当消融后的病变区域不再引起刺激性疼痛时，我们认为手术可以结束。

12.5.5　缝合

通过工作管道将引流管置入椎间盘，皮肤切口用可吸收缝线缝合并用胶带固定。手术后第二天拔除引流管。

12.5.6　术后治疗

术后 2 小时可下地行走。因为局麻的原因，患者术后可进行日常活动，引流管拔除后可以出院。对于运动员患者，术后早期可进行主动牵拉和躯干训练，术后 6 ~ 8 周可完全重返运动。

12.6　病例 [9]

回顾性分析了 12 名接受局麻下 FED/TA 治疗的精英运动员（11 名男性，1 名女性，平均年龄 27.9 岁）。12 例患者的临床资料（包括 17 个受累的椎间盘节段）包括从事体育运动的类型、腰痛持续的平均时间、受累的椎间盘节段、MRI 上是否存在 HIZ 以及患者接受 FED/TA 手术后是否重返竞技比赛。所有患者的诊断根据临床症状以及 CT 和 MRI 检查结果。所有患者均接受椎间盘造影以确认疼痛复制。

最常见的运动是棒球（8 例），其次是自行车（2 例）、网球（1 例）以及链球（1 例）。腰痛持续的时间平均为 24.3 个月。受累椎间盘节段为 L4-L5（11 例），L5-S1（6 例）。在 9 例椎间盘中发现高信号区（表12.1）。尽管 2 例患者接受了附加的手术，所有患者均能够重返原先竞技水平。除了 2 例接受翻修手术的患者以外，手术后重返运动的时间是 2.8 个月。

在其他纤维环热凝成形术的病例中，手术后腰痛显著改善，但有 1 例患者在比赛中（公路自行车）向前弯曲时引起的轻微疼痛仍然存在。随后复查 MRI，提示手术节段仍然存在椎间盘突出，第二次手术在 10 个月后进行。另外 1 例翻修的病例，第一次手术后椎间盘突出引起的下肢疼痛消失，腰痛症状明显改善，能够重返竞技运动（网球）。但患者因原有的椎弓峡部裂引起滑膜炎疼痛，在退役后接受了直接修复手术。

表 12.1　12 例患有椎间盘源性疼痛的精英运动员的统计数据及临床特征

性别	年龄（岁）	运动	腰痛持续时间（月）	节段	HIZ
男	20	棒球	8	L5-S1	-
男	35	棒球	10	L4-L5	-
男	32	棒球	12	L4-L5	+
男	35	棒球	12	L4-L5	+
男	28	凯琳赛	26	L4-L5	-
男	28	网球	36	L4-L5	-
女	30	链球	120	L4-L5	+
男	20	公路自行车	6	L4-L5	-
				L5-S1	-
男	20	棒球	9	L4-L5	+
				L5-S1	-
男	30	棒球	14	L4-L5	-
				L5-S1	+
男	23	棒球	19	L4-L5	-
				L5-S1	+
男	34	棒球	20	L4-L5	-
				L5-S1	+

HIZ：高信号区

12.6.1　典型病例 [9]：一位 30 岁女性链球运动员

此患者患有不明原因的腰痛超过 10 个月，并且对保守治疗无效。MRI T2 加权像显示 L4-L5 节段 HIZ 阳性（图 12.3a）。我们通过椎间盘造影确认存在可复制的疼痛，并且在椎间盘阻滞后疼痛消失（图 12.3b、c）[9]。患者在局麻下接受了 L4-L5 节段 FED/TA 治疗。手术时间为 51 分钟，术中少量出血，术后腰痛立刻消失。她在术后开始康复训练，术后 8 周恢复链球训练，并且在术后 4 个月能够重返原先竞技水平。

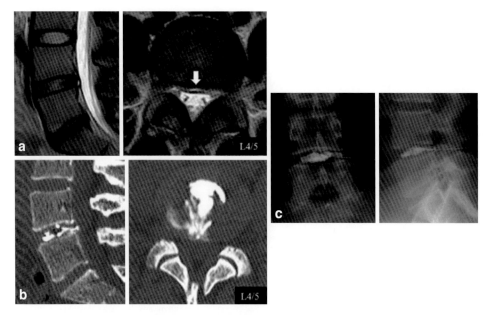

图 12.3 （a）30 岁女性链球运动员，L4-L5 节段 MRI T2 加权像矢状位和轴位上箭头指示区域为高信号区。（b）椎间盘造影后 CT 图像显示高信号区造影剂渗漏至后方纤维环。（c）L4-L5 节段椎间盘造影后能够复制腰痛

12.7 结论

　　尽管椎间盘源性疼痛有多种手术选择，治愈性手术主要包括椎间融合术。但是根治性手术损伤了椎旁肌并减少了腰椎活动度，使得它不太适合希望接受微创手术的运动员。12 例因为椎间盘病变引起腰痛的职业运动员接受了 FED/TA 治疗，并获得了满意的结果。对于患有椎间盘源性疼痛的患者，此项技术是一项值得信赖的微创手术。FED 可通过多种手术入路完成，但是推荐经椎间孔入路，因为可以在不损伤椎旁肌的情况下到达椎间盘，这对于精英运动员来说十分关键。此外，FED/TA 具有在内镜下直视退变椎间盘和纤维环撕裂的优势，并且能够安全准确地治疗它们。

利益冲突和资金来源：无。

支持的来源：无。

参考文献

1. Schwarzer AC, Aprill CN, Derby R, Fortin J, Kine G, Bogduk N. The relative contributions of the disc and zygapophyseal joint in chronic low back pain. Spine. 1994; 19: 801-6.

2. DePalma MJ, Ketchum JM, Saullo T. What is the source of chronic low back pain and does age play a role? Pain Med. 2011; 12: 224-33.

3. Manchikanti L, Singh V, Pampati V, Damron KS, Barnhill RC, Beyer C, et al. Evaluation of the relative contributions of various structures in chronic low back pain. Pain Physician. 2001; 4: 308-16.

4. Yeung AT, Tsou PM. Posterolateral endoscopic excision for lumbar disc herniation: surgical technique, outcome, and complications in 307 consecutive cases. Spine. 2002; 27: 722-31.

5. Choi KC, Lee JH, Kim JS, Sabal LA, Lee S, Kim H, et al. Unsuccessful percutaneous endoscopic lumbar discectomy: a single-center experience of 10, 228 cases. Neurosurgery. 2015; 76: 372-80.

6. Henmi T, Terai T, Hibino N, Yoshioka S, Kondo K, Goda Y, et al. Percutaneous endoscopic lumbar discectomy utilizing ventral epiduroscopic observation technique and foraminoplasty for transligamentous extruded nucleus pulposus: technical note. J Neurosurg Spine. 2016; 24(2): 275-80.

7. Tsou PM, Alan Yeung C, Yeung AT. Posterolateral transforaminal selective endoscopic discectomy and thermal annuloplasty for chronic lumbar discogenic pain: a minimal access visualized intradiscal surgical procedure. Spine J. 2004; 4: 564-73.

8. Sairyo K, Kitagawa Y, Dezawa A. Percutaneous endoscopic discectomy and thermal annuloplasty for professional athletes. Asian J Endosc Surg. 2013; 6: 292-7.

9. Manabe H, Yamashita K, Tezuka F, et al. Thermal annuloplasty using percutaneous endoscopic discectomy for elite athletes with discogenic low back pain. Neurol Med Chir (Tokyo). 2019; 59: 48-53.

10. Aprill C, Bogduk N. High-intensity zone: a diagnostic sign of painful lumbar disc on magnetic resonance imaging. Br J Radiol. 1992; 65: 361-9.

第五部分

其　他

第 13 章　全内镜下经 Kambin 三角腰椎椎间融合术（fullendo-KLIF）

Masatoshi Morimoto　Koichi Sairyo 著　万　超　郭浩华 译

摘要

　　全内镜下腰椎手术最早作为一种椎间盘切除术的方法引入，现在已被用于腰椎管狭窄症减压手术。最后，全内镜技术开始应用于腰椎椎间融合术（lumbar interbody fusion, LIF）。因为是通过 Kambin 三角置入融合器，所以被称作全内镜下经 Kambin 三角腰椎椎间融合术（KLIF）。我们研制了一套原创的 KLIF 手术系统。在本章中，我们将解释全内镜下 KLIF 手术的历史并介绍我们的技术。

关键词

　　全内镜下经 Kambin 三角腰椎融合术·Kambin 三角·椎间融合术·全内镜手术

13.1　全内镜下 KLIF 手术的历史

　　图 13.1 显示了不同手术入路下的椎间融合术（lumbar interbody fusion, LIF）。根据解剖学上命名，如前入路椎间融合术（anterior LIF, ALIF）、侧入路椎间融合术（lateral LIF, LLIF）、经椎间孔入路椎间融合术（trans-foraminal LIF, TLIF）以及后入路椎间融合术（posterior LIF, PLIF）。侧入路椎间融合术（LLIF）被进一步分为三种类型：斜入路椎

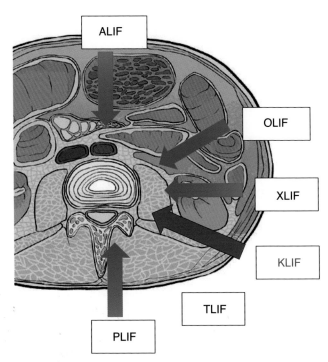

图 13.1　不同手术入路用于椎间融合术（LIF），根据解剖学而命名，如前入路椎间融合术（ALIF）、侧入路椎间融合术（LLIF）、经椎间孔入路椎间融合术（TLIF）以及后入路椎间融合术（PLIF）。侧入路椎间融合术（LLIF）被进一步分为三种类型：斜入路椎间融合术（OLIF）、极外侧入路椎间融合术（XLIF）以及直接外侧入路椎间融合术（DLIF）

间融合术（oblique LIF, OLIF）、极外侧入路椎间融合术（extreme LIF, XLIF）以及直接外侧入路椎间融合术（direct LIF, DLIF）。

　　全内镜下腰椎手术最早作为一种椎间盘切除术的方法引入，现在已被用于腰椎管狭窄症减压手术。最后，全内镜技术开始应用于腰椎椎间融合术。基本理论是在全内镜引导下经 Kambin 三角（图 13.2）置入融合器。

　　在文献中，一些医生已经报道过此项技术。他们根据自己的喜好给这项技术命名。至今，全内镜下经 Kambin 三角置入融合器这一操作过程的命名仍然没有共识。例如，经皮内镜下 LIF[1] 以及全内镜下 LIF[2] 已有报道，因为 LIF 是通过内镜完成的。另外，因为手术流程类似于

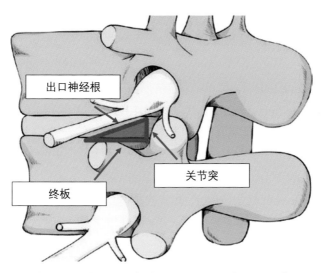

图 13.2　Kambin 三角的解剖位置，我们将经 Kambin 三角置入融合器的技术命名为经 Kambin 三角腰椎椎间融合术（KLIF）

TLIF，因此也被命名为经皮内镜下 TLIF[3] 或者全内镜下 TLIF[4]。然而，TLIF 基本上需要全关节突关节切除 [5]。全内镜下经 Kambin 三角置入融合器不需要全关节突关节切除，因此这项技术不能称为 TLIF。最近，Lewandrowski 等将一项相似的技术命名为前凸内镜下楔形腰椎椎间融合术（lordotic endoscopic wedge lumbar interbody fusion, LEW-LIF）[6]。

　　所有的技术都是用全内镜创造一个能够置入椎间融合器的路径，并且融合器是经 Kambin 三角置入的（图 13.2）。因此，在解剖学基础上，我们将这项技术命名为全内镜下经 Kambin 三角 LIF（fullendo-KLIF）[7]。

13.2　手术步骤

13.2.1　手术适应证

　　目前，fullendo-KLIF 的最佳适应证是只有单节段病变的患者。单节段融合的指征包括脊柱滑脱、侧凸、椎间盘源性疼痛以及 Modic 改变，现在可以通过该手术方式治疗。

13.2.2　手术技术

在 fullendo-KLIF 手术前，首先需要置入 4 枚经皮椎弓根螺钉（percutaneous pedicle screws, PPS）（图 13.3），这样可以尽可能地减少滑脱程度和增加椎间盘高度。然后将全内镜的工作管道放置在上关节突（SAP）上。图 13.3 中，透视显示经皮椎弓根螺钉和工作管道的位置（图 13.3 左）。图 13.4 显示的是内镜视野下的 SAP。通常可以看到 SAP 的骨面，然而，如果骨头上有软组织或者关节囊覆盖，则需要用到 KLIF starter（图 13.5）。KLIF starter 表面上的金刚石颗粒可以去掉 SAP 周围的软组织，然后就可以显露 SAP 的骨面。

在置入融合器期间，显露的椎间盘距离对防止出口神经根损伤十分重要。融合器的宽度为 9 mm，因此椎间盘的距离需要超过 9 mm。如图 13.6 所示，我们通常创造出 12 mm 的椎间盘距离（4 个 3 mm 手术钻头的直径）。然后，我们在椎间隙插入一直径为 8 mm 的工作管道。通过工作管道，一根 S 导杆（尖端带有安全球的克氏针）被插入椎间隙（图 13.7）。通过 S 导杆，依次置入 8～10 mm 以及 10～12 mm 的管道扩张器以扩大椎间隙（图 13.8）。应用此扩张器，方形开口的工作管道刚好能够插入椎

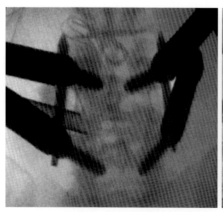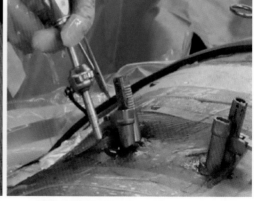

图 13.3　4 枚经皮椎弓根螺钉（PPS）和 1 个用于放置内镜的工作管道。置入 4 枚经皮椎弓根螺钉后，将全内镜的工作管道放置在上关节突（SAP）上

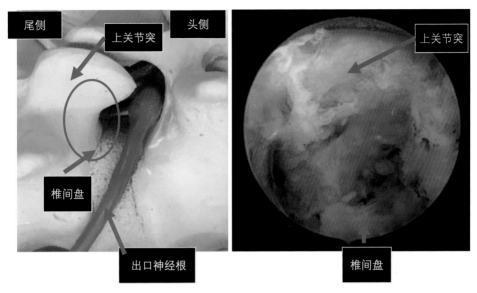

图 13.4　上关节突（SAP）内镜下视野，通常可以看到上关节突骨面

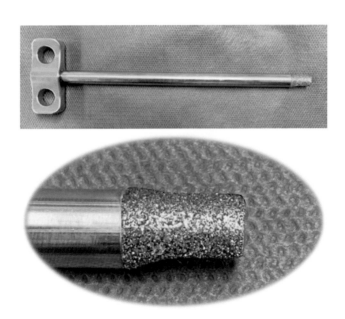

图 13.5　KLIF starter。如果 SAP 上有软组织或者关节囊覆盖，需要用到 KLIF starter。KLIF starter 表面上的金刚石颗粒可以去掉 SAP 周围的软组织，然后就可以显露 SAP 的骨面

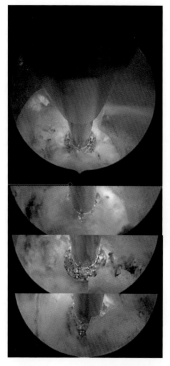

> 显露椎间盘表面用于融合器置入的距离大约为
> 12 mm
>
>
> 12 mm=4 个 3 mm 手术钻头的直径

图 13.6　全内镜下椎间孔切开术后椎间盘表面。我们通常创造出 12 mm 椎间盘距离
（4 个 3 mm 手术钻头的直径）

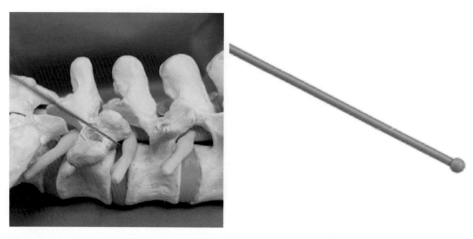

图 13.7　S 导杆（尖端带有安全球的克氏针）。通过这个工作管道，将一根 S 导杆插入椎间隙

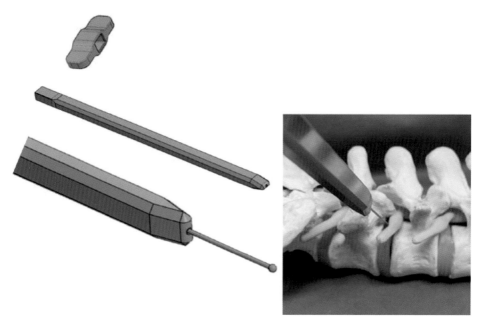

图 13.8　管道扩张器。通过 S 导杆，依次置入 8~10 mm 以及 10~12 mm 的扩张器以扩大椎间隙

间盘内（图 13.9）。通过此方形开口的工作管道（图 13.10），一个特制的刮勺或者椎间盘铰刀可以用来清空椎间隙或者刮除软骨终板（图 13.11）。通过运用图 13.12 左侧显示的植骨漏斗，可以置入自体或者同种异体骨。通过这个方形开口的工作管道，可以置入一枚方形融合器，如图 13.12 右侧所示。最后，通过 PPS 可以对融合器进行加压。

　　通常情况下采用间接减压。然而，如果患者需要直接减压，我们可以按如下的手术策略实施减压手术。对于中央椎管狭窄引起马尾综合征患者，在置入 4 枚 PPS 前需要进行小切口椎板切除术。对于椎间孔或者侧隐窝狭窄者，可以在置入融合器后进行全内镜下减压术 [8-10]。

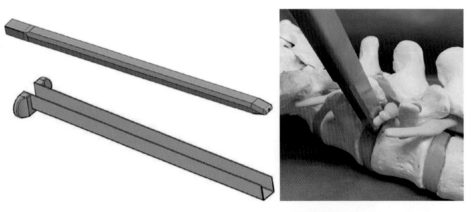

图 13.9 方形开口管道。通过此扩张器，方形开口的管道刚好能够插入椎间盘内

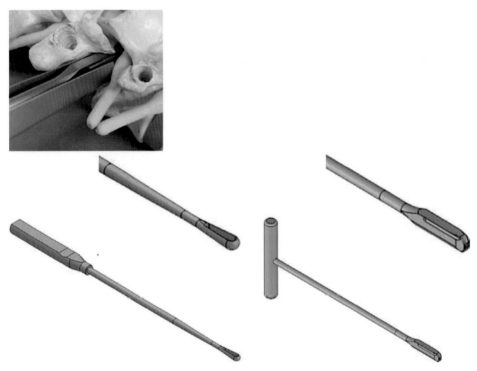

图 13.10 特制的刮勺或者椎间盘铰刀。通过方形开口管道，它们被用来清空椎间隙或者刮除软骨终板

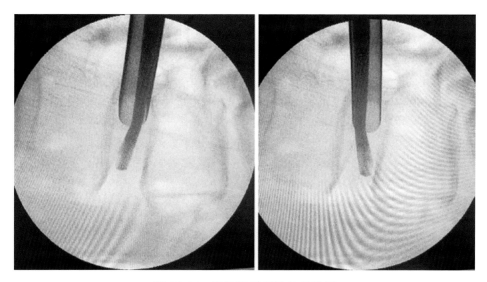

图 13.11　透视显示刮除软骨终板

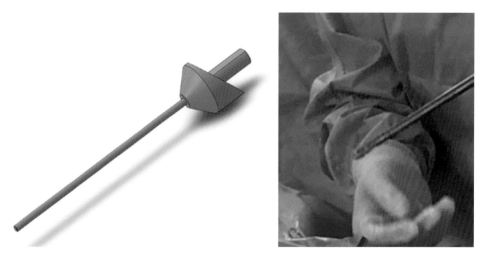

图 13.12　植骨漏斗（左）和融合器置入

13.3　病例介绍

在图 13.13 中我们介绍了一例典型病例。该病例是一位 82 岁的男性患者。诊断是 L4 椎体滑脱合并 L4-L5 左侧侧隐窝狭窄。他就诊时的主诉为腰痛合并左下肢疼痛。患者曾因腰椎管狭窄症（L4-L5、L5-S1）接受了椎板切除减压术。首先，我们在 L4 和 L5 椎弓根置入 4 枚 PPS，然后运用 PPS 减少滑脱程度。从左侧，一个管道和内镜被放置在 L4-L5 左侧关节突关节上，并行椎间孔扩大成形术，直到确保有足够的空间让融合器能够安全置入。然后将管道插入椎间隙，并行椎间盘切除术。接着置入一枚填充同种异体骨的融合器。最后，在全内镜下进行腹侧关节突关节切除术，以实现对 L4-L5 侧隐窝狭窄进行减压。整个手术过程中采用神经电生理监测以避免损伤出口神经根。手术后腰痛和腿痛症状减轻。

13.4　结论

本章中我们介绍了一项前沿技术——全内镜下经 Kambin 三角椎间融合术（Fullendo-KLIF）。相较于其他 LIF 技术，这是一项微创置入融合器

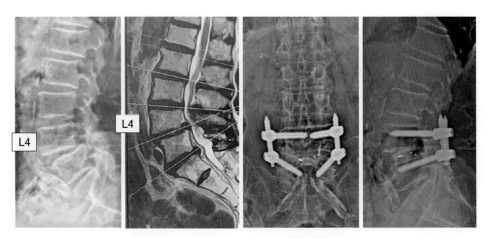

图 13.13　该病例是一位 82 岁的男性患者

的技术。置入融合器的皮肤切口仅仅为 11～12 mm，并且背部肌肉剥离最少。现在我们在全麻下进行这项手术，局麻下完成此手术也是可能的。

参考文献

1. Nakamura S, Taguchi M. Full percutaneous lumbar interbody fusion: technical note. J Neurol Surg A Cent Eur Neurosurg. 2017; 78(6): 601-6.

2. Youn MS, Shin JK, Goh TS, Lee JS. Full endoscopic lumbar interbody fusion (FELIF): technical note. Eur Spine J. 2018; 27(8): 1949-55.

3. Nagahama K, Ito M, Abe Y, Murota E, Hiratsuka S, Takahata M. Early clinical results of percutaneous endoscopic transforaminal lumbar interbody fusion: a new modified technique for treating degenerative lumbar spondylolisthesis. Spine Surg Relat Res. 2018; 3(4): 327-34.

4. Kamson S, Lu D, Sampson PD, Zhang Y. Full-endoscopic lumbar fusion outcomes in patients with minimal deformities: a retrospective study of data collected between 2011 and 2015. Pain Physician. 2019; 22(1): 75-88.

5. Tumialán LM, Madhavan K, Godzik J, Wang MY. The history of and controversy over Kambin's triangle: a historical analysis of the lumbar transforaminal corridor for endoscopic and surgical approaches. World Neurosurg. 2019; 123: 402-8.

6. Lewandrowski KU, Ransom NA, Ramírez León JF, Yeung A. The concept for a stand-alone lordotic endoscopic wedge lumbar interbody fusion: the LEW-LIF. Neurospine. 2019; 16(1): 82-95.

7. Sairyo K, Maeda T. Fullendo-KLIF for the anatomical nomenclature of the full-endoscope guided lumbar interbody fusion through the Kambin triangle: PELIF, PETLIF, FELIF, FE-TLIF or KLIF? EC Orthopaedics. 2019; 10(9): 743-5.

8. Sairyo K, Chikawa T, Nagamachi A. State-of-the-art transforaminal percutaneous endoscopic lumbar surgery under local anesthesia: discectomy, foraminoplasty, and ventral facetectomy. J Orthop Sci. 2018; 23(2): 229-36.

9. Sairyo K, Higashino K, Yamashita K, Hayashi F, Wada K, Sakai T, Takata Y, Tezuka F, Morimoto M, Terai T, Chikawa T, Yonezu H, Nagamachi A, Fukui Y. A new concept of transforaminal ventral facetectomy including simultaneous decompression of foraminal and lateral recess stenosis: technical considerations in a fresh cadaver model and a literature review. J Med Invest. 2017; 64(1.2): 1-6.

10. Sairyo K, Yamashita K, Manabe H, Ishihama Y, Sugiura K, Tezuka F, Takata Y, Sakai

T, Omichi Y, Takamatsu N, Hashimoto A, Maeda T. A novel surgical concept of transforaminal full-endoscopic lumbar undercutting laminectomy (TE-LUL) for central canal stenosis of the lumbar spine with local anesthesia: a case report and literature review. J Med Invest. 2019; 66(3.4): 224-9.

第 14 章　全内镜下感染清创术

Kosaku Higashino　Daiki Nakajima　Yugen Fujii　Keisuke
Nishidono　Koichi Sairyo 著　万　超　郭浩华 译

摘要

腰椎化脓性脊柱炎的患者数量在不断增加。化脓性脊柱炎的基本治疗方法是以口服为主的抗生素治疗。然而，许多需要早期手术干预的病例正在增多，因为老年患者是易感染患者，一般情况和预后都很差；另外一个原因是抗生素的耐药。随着内镜设备和技术的改进，微创全内镜下腰椎间盘切除术合并清创术可治疗腰椎化脓性脊柱炎并改变其预后。

关键词

化脓性脊柱炎 · 微创手术 · 局麻 · 内镜手术

14.1　简介

腰椎化脓性脊柱炎患者的数量在不断增加 [1-3]。

原因是易感染患者增加，这些患者常合并有其他疾病，如糖尿病、肿瘤性疾病、白血病、慢性肾病、多器官衰竭及胶原蛋白疾病等。易感染患者具有诱发机会性感染的潜在危险因素 [2]。

化脓性脊柱炎的基本治疗方法是以口服为主的抗生素治疗 [4]。手术干预通常适合于对抗生素治疗无效，或者出现进行性脊柱畸形或不稳、硬膜外脓肿，或者神经功能损伤的患者[5]。

然而，许多需要早期手术干预的病例正在增多，因为老年患者是易感染病者，一般情况和预后都很差；另外一个原因是抗生素的耐药。

在保守治疗如经皮穿刺引流术无效后，常规外科干预通常选择前路融合术。然而，许多易感染患者采用外科手术治疗存在困难，因为他们的一般情况无法耐受开放手术。

因此，对于患有腰椎化脓性脊柱炎的易感染患者，微创手术是必要的。随着内镜设备和技术的改进，微创全内镜下腰椎间盘切除术合并清创术可治疗腰椎化脓性脊柱炎并改变其预后[6-9]。

14.2　适应证

外科医师需运用术前影像评估每个腰椎节段的穿刺路径，因为膈肌与第一腰椎相连，以及确认肋骨是否影响手术入路。对于 L5-S1 节段，需要特别关注髂嵴高度和骶骨翼形态，因为在 L5-S1 节段安全三角的空间十分狭小。

我们还需确认对于一般情况较差的患者在椎间盘穿刺行细菌培养时保持俯卧位是否存在困难。根据一般情况，患者在手术过程中至少有 30 分钟是在俯卧位进行检查。

14.3　麻醉

麻醉方式采用 1% 利多卡因局麻联合静脉麻醉。患者需要在术中保持清醒，以便能对手术中的神经刺激做出反应。当患者在手术过程中感到疼痛剧烈时，麻醉师可以静脉注射适当剂量的右美托咪定或苯二氮䓬。医师需要持续仔细监测患者的整体状态，如呼吸状态和循环情况。

14.4　手术步骤

　　目标椎间盘的穿刺点根据透视引导决定。无菌消毒和铺巾，行局麻，将脊柱穿刺针直接插入目标椎间盘，然后抽取脓液进行细菌培养[9]。

　　如果从存在髂腰肌脓肿的一侧穿刺进入，可以获得引流效果。将一根导丝经脊柱穿刺针进入目标椎间隙。在皮肤切开小口后（约 1 cm 内），沿导丝依次将扩张套管和工作管道经安全三角进入椎间隙（图 14.1）。通过两个垂直平面透视确定扩张套管尖端位于正确位置。然后移除软组织扩张套管，接着插入切削工具，首先采集活检标本。通过工作管道插入髓核钳，在透视监视下从感染椎间盘内摘除更多组织（图 14.1）[6-10]。清创的组织通常包括坏死的椎间盘组织以及部分相邻椎体的终板。标本需要进行需氧菌和厌氧菌培养、结核分枝杆菌培养、聚合酶链式反应、真菌培养以及组织病理学检查。活检和清创术后，用 2000 ml 以上的生理盐

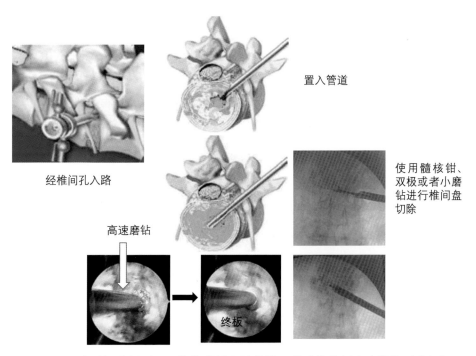

图 14.1　在透视监视下经工作管道插入髓核钳，从感染椎间盘内摘除更多组织

水进行冲洗并通过内镜检查椎间盘内病变部位（图 14.1）。当对髓核组织或纤维环组织进行清创后可看见软骨终板，可使用高速磨钻进行额外的刮除。最后，在清创组织内放置一根引流管（直径 3.2 mm）。

14.5   病例介绍

14.5.1   病例 1

60 岁男性：

MRI 发现 L5-S1 节段腰椎化脓性脊柱炎和硬膜外脓肿（图 14.2）。发病后的第 13 天患者接受了 FED。

术中图像显示纤维环颜色正常，但是切开纤维环后有棕色脓液渗出。继续切除髓核组织时，棕色脓液又不断渗出（图 14.3）。

感染早期椎间盘组织仍然存在，我们认为通过内镜直视下进行 FED 可以获得引流效果。

2 个月后 CRP 呈阴性，即便在 MRI 上炎症表现也有所改善，并且硬膜外脓肿消失（图 14.2）。

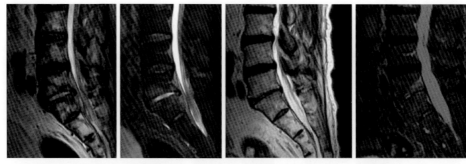

T2 加权像   抑脂像   T2 加权像   抑脂像

术前   术后 11 个月

MRI 矢状位影像

图 14.2   病例 1 的 MRI

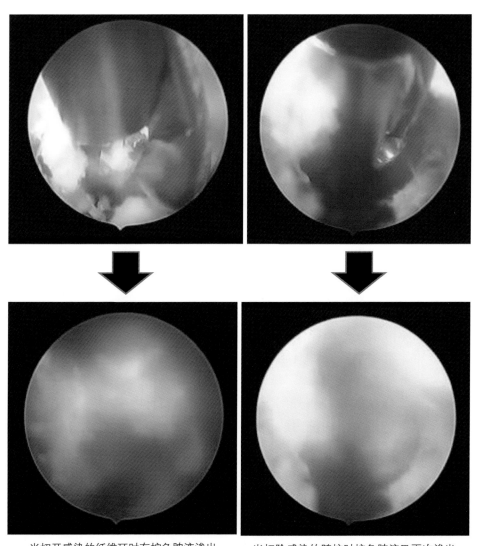

当切开感染的纤维环时有棕色脓液渗出　　　当切除感染的髓核时棕色脓液又再次渗出

图 14.3　术中图像

14.5.2　病例 2

81 岁女性：

她被诊断为因肾盂肾炎引起的 DIC，在血培养中检测到大肠埃希菌。

MRI 显示 L3-L4 和 L4-L5 两节段腰椎化脓性脊柱炎。她在发病后 1 个月接受了两个节段的 FED。

术后 3 个月炎症表现改善并且 CRP 呈阴性。

术后 MRI 和 CT 显示椎间盘高度降低和椎体退行性变导致椎间孔狭窄（图 14.4 和图 14.5）。

14.6　讨论和结论

对于一般情况差的腰椎化脓性脊柱炎患者，后外侧脊柱 FED 清创和冲洗能带来满意的疗效。对感染区域进行直接内镜下观察和生理盐水灌洗通常是可行的。

然而，当脓肿在硬膜外间隙或背部肌肉扩大时，引流效果有限[10]。我们建议在选用适当的抗菌药物和全身管理后保守治疗仍无效时，可选择 FED 治疗。

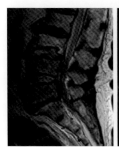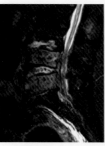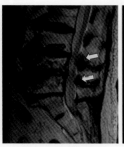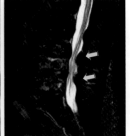

T2 加权像	抑脂像	T2 加权像	抑脂像
术前		术后 12 个月	

MRI 矢状位影像

图 14.4　病例 2 的 MRI 显示 L3-L4 和 L4-L5 椎管狭窄

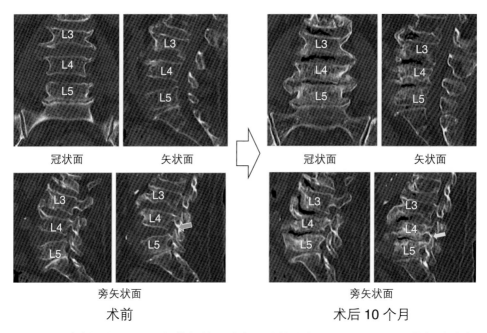

冠状面　　　矢状面　　　　　　冠状面　　　矢状面

旁矢状面　　　　　　　　　　旁矢状面

术前　　　　　　　　　　术后 10 个月

图 14.5　病例 2 的 CT 显示椎体间趋于融合，骨赘形成，L3-L4 和 L4-L5 椎间孔狭窄

参考文献

1. Shields D, Robinson P, Crowley TP. Iliopsoas abscess—a review and update on the literature. Int J Surg. 2012; 10(9): 466-9.

2. Gouliouris T, Aliyu SH, Brown NM. Spondylodiscitis: update on diagnosis and management. J Antimicrob Chemother. 2010; 65(Suppl 3): iii11-24.

3. Maiuri F, Iaconetta G, Gallicchio B, Manto A, Briganti F. Spondylodiscitis. Clinical and mag- netic resonance diagnosis. Spine (Phila Pa 1976). 1997; 22(15): 1741-6.

4. Berbari EF, Kanj SS, Kowalski TJ, Darouiche RO, Widmer AF, Schmitt SK, et al. 2015 Infectious Diseases Society of America (IDSA) clinical practice guidelines for the diagnosis and treatment of native vertebral osteomyelitis in adults. Clin Infect Dis. 2015; 61(6): e26-46.

5. Rezai AR, Woo HH, Errico TJ, Cooper PR. Contemporary management of spinal osteomyeli- tis. Neurosurgery. 1999; 44(5): 1018-25; discussion 25-6.

6. Ito M, Abumi K, Kotani Y, Kadoya K, Minami A. Clinical outcome of posterolateral

endoscopic surgery for pyogenic spondylodiscitis: results of 15 patients with serious comorbid conditions. Spine (Phila Pa 1976). 2007; 32(2): 200-6.

7.　Yang SC, Chen WJ, Chen HS, Kao YH, Yu SW, Tu YK. Extended indications of percutaneous endoscopic lavage and drainage for the treatment of lumbar infectious spondylitis. Eur Spine J. 2014; 23(4): 846-53.

8.　Yu WY, Siu C, Wing PC, Schweigel JF, Jetha N. Percutaneous suction aspiration for osteomyelitis. Report of two cases. Spine (Phila Pa 1976). 1991; 16(2): 198-202.

9.　Fu TS, Chen LH, Chen WJ. Minimally invasive percutaneous endoscopic discectomy and drainage for infectious spondylodiscitis. Biom J. 2013; 36(4): 168-74.

10.　Iida K, Yoshikane K, Tono O, Tarukado K, Harimaya K. The effectiveness of a percutaneous endoscopic approach in a patient with psoas and epidural abscess accompanied by pyogenic spondylitis: a case report. J Med Case Rep. 2019; 13(1): 253.

缩略词中英文对照

AF	annulus fibrosus	纤维环
CTD	CT discography	CT 椎间盘造影
DLBP	discogenic low back pain	椎间盘源性腰痛
ENRI	exiting nerve root injury	出口神经根损伤
EP	epidural pressure	硬膜外压
FED	full-endoscopic discectomy	全内镜下椎间盘切除术
FELD	full-endoscopic lumbar discectomy	全内镜下腰椎间盘切除术
FELF	full-endoscopic lumbar foraminoplasty	全内镜下腰椎椎间孔成形术
FEVF	full-endoscopiclumbar ventral facetectomy	全内镜下腰椎关节突关节腹侧切除术
fullendo KLIF	full-endoscopic trans-Kambin triangle lumbar interbody fusion	全内镜下经 Kambin 三角腰椎椎间融合术
full-endo TA	full-endoscopic thermal annuloplasty	全内镜下纤维环热凝成形术
HIZ	high-intensity zone	高信号区
HNP	herniated nucleus pulposus	突出髓核
IAP	inferior articular process	下关节突
IDET	intradiscal electrothermal therapy	椎间盘内电热疗法
IL	interlaminar	经椎板间入路
KLIF	trans-Kambin triangle lumbar interbody fusion	经 Kambin 三角腰椎椎间融合术
LDH	lumbar intervertebral disc herniation	腰椎间盘突出症
LEW-LIF	lordotic endoscopic wedge lumbar interbody fusion	前凸内镜下楔形腰椎椎间融合术
LIF	lumbar interbody fusion	腰椎椎间融合术
LSS	lumbar spinal stenosis	腰椎管狭窄症
PED	percutaneous endoscopic discectomy	经皮内镜下椎间盘切除术
PL	posterolateral	后外侧入路

PPS	percutaneous pedicle screws	经皮椎弓根螺钉
PTCD	percutaneous transhepatic cholangial drainage	经皮经肝胆管引流
SAP	superior articular process	上关节突
SED	selective endoscopic discectomy	选择性内镜下椎间盘切除术
SNRB	selective nerve root block	选择性神经根阻滞术
TA	thermal annuloplasty	纤维环热凝成形术
TELD	transforaminal full-endoscopic lumbar discectomy	经椎间孔入路全内镜下腰椎间盘切除术
TELF	transforaminal endoscopic lumbar foraminotomy	经椎间孔入路内镜下腰椎椎间孔切开术
TE-LRD	transforaminal full-endoscopic lateral recess decompression	经椎间孔入路全内镜下侧隐窝减压术
TF	transforaminal	经椎间孔入路
TF-FELF	transforaminal full-endoscopic lumbar foraminotomy	经椎间孔入路全内镜下腰椎椎间孔切开术